★ 먹어도 좋은 식품과 피해야 할 식품

(▲는 삼가는 편이 좋은 식품)

	먹어도 좋은 식품		피해야 할 식품
육류	쇠고기, 돼지고기, 닭고기, 그 외의 육류 가공품(햄, 베이컨, 소시지, 콘비프)	육류	조미 통조림
어패류	어류, 조개류, 새우, 게, 문어, 오징어, 조미하지 않은 통조림	어패류	어묵▲, 조미 통조림
유제품	치즈, 생크림, 버터	유제품	우유, 요구르트(무설탕)▲, 요구르트(설탕 첨가한 것)
알 종류	달걀, 메추리알	알 종류	
콩 종류	콩(삶은 것), 콩 제품(두부, 유부, 된장, 낫토, 콩비지)	콩 종류	조미한 콩 통조림▲, 콩가루▲, 팥, 강낭콩 종류
채소류	쑥갓, 그린아스파라거스, 생강, 파, 화이트아스파라거스, 토란 줄기, 미나리, 땅두릅, 셀러리, 파슬리, 풋콩, 고비, 피망, 무말랭이, 머위, 무, 브로콜리, 오크라, 죽순, 시금치, 순무, 양파, 파드득나물, 콜리플라워(꽃양배추), 청경채, 양하, 양배추, 콩나물, 숙주나물, 오이, 동아, 모로헤이야, 우엉, 토마토, 레터스, 소송채, 방울토마토, 꽈리고추, 가지, 쪽파, 차조기, 유채, 고사리, 토마토주스	채소류	호박, 쇠귀나물, 누에콩, 옥수수, 백합 뿌리, 연근, 당근▲, 감미료로 맛을 낸 야채 절임, 당근주스
견과류	호박씨, 호두, 깨, 잣	견과류	아몬드▲, 은행, 밤, 연자육(연꽃의 열매), 땅콩▲, 땅콩버터, 피스타치오▲, 해바라기씨▲, 마카다미아▲, 캐슈넛▲
버섯류	팽이버섯, 양송이버섯, 표고버섯, 느타리버섯, 목이버섯, 송이버섯, 새송이버섯	버섯류	
해조류	대황, 미역, 우뭇가사리, 김, 다시마, 녹미채, 한천	해조류	
조미료	간장, 된장(흰 된장 제외), 소금, 식초, 마요네즈, 향신료	조미료	우스터소스, 돈가스소스, 흰 된장, 콩소메수프 재료▲, 과립 조미료▲, 굴소스, 술지게미, 케첩, 칠리소스, 카레분말, 하이라이스분말, 불고기 양념, 설탕, 꿀, 미림
유지류	올리브오일, 샐러드유, 참기름, 버터, 라드(요리용 돼지기름), 요리에 쓰는 쇠기름	유지류	
기호음료	소주, 위스키, 브랜디, 워커, 진, 럼주, 무당질 발포주, 커피(무설탕), 홍차(무설탕)	기호음료	청주, 맥주, 발포주, 와인(레드와인▲), 사오싱주, 매실주, 고량주
곡류		곡류	쌀(밥, 죽, 떡), 밀(빵류, 면류, 밀가루, 만두피), 메밀, 시리얼
감자류	곤약	감자류	고구마, 칡, 감자, 갈분, 얼레지가루, 당면, 옥수수녹말, 참마▲
과일류	아보카도	과일류	딸기▲, 여름귤▲, 파파야▲, 비파열매▲, 복숭아 등 당질이 많이 함유된 과일, 말린 과일, 과일통조림, 주스류
과자류		과자류	설탕이 들어간 과자류(케이크, 쿠키, 젤리, 아이스크림 등), 쌀과자(강정 등) 스낵과자(포테이토칩 등), 청량음료(100퍼센트 과즙, 스포츠음료)

당뇨병엔 밥 먹지마라
실천편

SHUSHOKU WO NUKEBA TOUNYOUBYOU WA YOKU NARU! - JISSENHEN
by Koji Ebe
Copyright ⓒ 2008 by Koji Ebe
All right reserved.
Original Japanese edition published by TOYO KEIZAI INC.
Korean translation rights arranged with TOYO KEIZAI INC.
through Tony International
Korean translation copyright ⓒ 2010 by IASO Publishing Co.

이 책의 한국어판 저작권은 토니 인터내셔널을 통한
TOYO KEIZAI INC.와의 독점 계약으로 도서출판 이아소에 있습니다.
저작권법에 의해 한국 내에서 보호를 받는 저작물이므로 무단 전재와 무단 복제를 금합니다.

당뇨병엔 밥 먹지 마라! 실천편

초판 1쇄 발행 2010년 8월 10일
초판 14쇄 발행 2023년 4월 10일

지은이 에베 코지
옮긴이 이근아
펴낸이 명혜정
펴낸곳 도서출판 이아소

등록번호 제311-2004-00014호
등록일자 2004년 4월 22일
주소 04002 서울시 마포구 월드컵북로 5나길 18 1012호
전화 (02)337-0446 **팩스** (02)337-0402

책값은 뒤표지에 있습니다.
ISBN 978-89-92131-34-6 13510

도서출판 이아소는 독자 여러분의 의견을 소중하게 생각합니다.
E-mail: iasobook@gmail.com

당뇨병엔 밥 먹지마라

(財)다카오병원 이사장 **에베 코지** 지음 | **이근아** 옮김

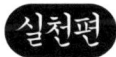
실천편

이아소

여는 글
당질 제한식을 이해하는 시대로

《당뇨병엔 밥 먹지 마라》의 반향

저는 교토 시에 있는 다카오 병원의 이사장으로 당질 제한식이라는 새로운 당뇨병 치료요법을 지도하고 있는 의사입니다. 2005년 1월에 저의 첫 번째 책인 《당뇨병엔 밥 먹지 마라》에서 당질 제한식을 처음으로 소개한 이후 당질 제한식은 여러 형태로 세상에 서서히 퍼져나갔습니다.

다카오 병원을 찾아오는 당뇨병 환자의 수가 3배로 늘어났고, 당질 제한식을 배우기 위해 입원을 희망하는 사람들도 거의 비슷하게 늘어났습니다. 다카오 병원에서 당질 제한식을 지도받은 환자의 수는 첫 번째 책을 출판할 당시에는 200명 정도였으나, 약 2년 반 만에 900명 이상으로 급증했습니다.

물론 다카오 병원을 찾아오지 않은 분들 사이에서도 당질 제한식은 큰 화제가 되었습니다. 첫 번째 책과 그 후에 출판된 레시피 모음집 등을 읽고, 많은 분들이 당질 제한식을 시작했다는 내용의 편지와 엽서를 보내주셨지요. 당질 제한식을 실천하는 분들이 늘어나고 있다는 것을 실감합니다.

2007년 2월부터는 블로그를 시작했습니다. 이곳을 통해 당질 제한식을 소개하고, 이 식사요법을 실천하고 있는 분들의 질문에 답하거나 당뇨병에 관한 여러 가지 이야기를 나누고 있습니다. 블로그를 시작하고 반년 만에 하루 접속 수가 1,000건을 넘어섰고, 여기서 얻은 정보에 힘을 얻어 당질 제한식을 시작하는 사람도 급속히 늘었습니다.

당질 제한식을 시작하는 사람들은 대부분 이 식사요법의 뛰어난 효과에 놀라움을 금치 못합니다. 기쁜 마음으로 자신의 경험담을 써서 보내주시는 분도 있고, 지금까지 해왔던 치료는 도대체 뭐였냐고 한탄하는 분도 적지 않습니다.

당질 제한식이 이처럼 효과적인 이유는 무엇일까요? 그것은 어떤 식사요법보다 당뇨병을 조절하는 데 합리적이기 때문입니다.

효과가 뛰어난 식사요법

당질 제한식의 기본 개념은 당질을 적게 섭취하는 것입니다. 구체적으로 말하면 주식을 빼고 당질이 포함되지 않은 반찬을 중심으로 한 식사입니다. 이러한 식사는 "당질을 섭취하지 않으면 식후 고혈당을 일으키지 않는다"는 단순한 생리학적 사실에 바탕을 두고 있습니다.

　식후 고혈당이 위험하다는 사실은 널리 알려진 상식입니다. 식후 고혈당은 심근경색이나 뇌경색 같은 합병증을 일으키기 쉽기 때문이지요. 그런데 식후에 혈당을 상승시키는 유일한 원인은 당질뿐입니다. 지방이나 단백질은 식후 고혈당에 영향을 거의 미치지 않습니다(이것은 생리학적 사실이며, 미국당뇨병협회에서 발간한 환자용 지침서에도 실려 있습니다). 따라서 혈당을 높이는 당질을 억제하는 당질 제한식이라면 식후 고혈당 문제는 해결된다고 할 수 있습니다.

　당질 제한식은 우리가 당연하게 생각하고 있는 칼로리 제한과 지방 제한을 중심으로 한 식사요법과는 완전히 반대되는 개념입니다. 하지만 이것은 이단적인 치료법이 아닙니다. 미국이나 유럽에서는 이미 일반화되어 있는 당질 관리식을 더욱 발전시킨 치료법이지요. 지금까지 알고 있던 식사요법과는 다르다는 사실에 당황하는 사람도 있겠지만, 당질 제한식은 과학적이고 이치에 맞는 치료법입니다.

　당질 제한식의 가장 큰 특징은 효과가 즉시 나타난다는 점입니다. 시작하는 날부터 혈당치가 떨어지기 시작합니다. 더 놀라운 사실은 거의 대부분 당뇨병 증세가 개선된다는 점입니다. 특히 2형 당뇨병(당뇨병에는 인슐린 분비에 이상이 있는 1형 당뇨병과 인슐린 기능에 이상이 있는 2형 당뇨병이 있다—옮긴이)의 경우 당질 제한식을 실시하면 거의 100퍼센트 개선됩니다.

   다카오 병원에서는 지금까지 약 900명 이상의 환자에게 당질 제한식을 지도해왔습니다. 그 결과 대부분 증세가 눈에 띄게 호전되었습니다. 이 중 절반은 당화혈색소(HbA1c)가 당뇨병 환자의 조절 목표인 6.5퍼센트 미만으로 떨어졌지요. 환자 가운데 20퍼센트는 주식을 먹지 않는다는 것이 기호에 맞지 않아 자진 탈락했지만, 당질 제한식을 실시한 환자는 예외 없이 증세가 좋아졌습니다.

   당질 제한식의 또 한 가지 특징은 약에 의지하지 않는다는 점입니다. 당질 제한식을 하면 기본적으로 약을 먹지 않아도 되고, 인슐린 투여량도 3분의 1 이하로 줄일 수 있으며, 이 중 20~30퍼센트는 인슐린을 아예 맞을 필요가 없게 됩니다. 이 같은 사실은 900건이 넘는 다카오 병원의 병례에서 확인된 것입니다. 이것이 바로 당질 제한식의 뛰어난 효과를 입증하고 있는 셈이지요.

당질 제한식을 도입한 경위

다카오 병원에서 당질 제한식을 시작한 것은 1999년입니다. 다카오 병원의 원장이면서 저의 형이기도 한 에베 요이치로가 처음 제안했지요. 의대 동급생인 가마이케 도요아키 선생과 이야기를 나누다가 당질을 제한하는 식사가 당뇨병이나 비만에 효과적이라는 데 의견을 모으고 다카오 병원에서 당질 제한식을 실시해보기로 결정했던 것입니다. 사실 저는 믿지 못했습니다. 이전 상식과는 너무나 동떨어진 식사요법이었으니까요.

제가 담당하고 있는 당뇨병 환자에게 당질 제한식을 제안하게 된 것은 그로부터 2년이 지난 2001년의 일입니다. 그런데 놀라운 결과가 나타났습니다. 효과도 대단했지만 그토록 반응이 빠를 줄 몰랐던 것입니다. 이때부터 저는 적극적으로 환자들에게 당질 제한식을 지도하기 시작했습니다.

그런데 얼마 후 저도 당뇨병 진단을 받게 되었습니다. 이것은 엄청난 동기부여가 되었지요. 이때부터 저는 병원의 다른 의사나 약사, 영양사 등의 협력을 얻어 생리학과 대사학의 관점에서 당질 제한식의 계통을 세우고 연구를 시작했습니다.

당질 제한식은 획기적이고 효과가 뛰어난 식사요법이었음에도 의사나 영양사들은 처음에는 선뜻 받아들이지 못했습니다. 여기서 한 가지 사실을 깨달았습니다. 당질 제한식의 효과를 이론적으로 설명할 수 있어야 한다는 것입니다. 그래야만 더 많은 사람들이 당질 제한식의 장점을 이해할 것이라 판단했습니다. 이때부터 본격적인 연구가 시작되었지요.

현재 우리는 당질 제한식의 효과를 뒷받침해주는 연구 결과를 논문이나 강연, 출판물, 블로그 등을 통해 널리 소개하고 있습니다. 이 책과 첫 번째 책인 《당뇨병엔 밥 먹지 마라》에서도 당질 제한식의 효과와 이론적인 연구 성과가 실려 있으므로, 읽어보면 당질 제한식을 이해하는 데 도움이 될 것입니다.

의학계에도 변화가!

이러한 활동 덕분에 당질 제한식을 실천하는 사람들이 많아졌습니다. 당질 제한식의 효과를 직접 경험한 환자들이 엄청난 반응을 보내주셨습니다. 하지만 반향은 여기에 그치지 않았습니다. 의학계에서도 당질 제한식을 인정하고 도입하기 시작한 것입니다.

2005년만 해도 이 치료법은 의학계에 잘 알려지지 않았고 이해하는 의사도 거의 없었습니다. 그러나 최근에는 강연회에 초청되는 기회가 많아지면서 첫 번째 책을 읽고 강연을 들으러 오는 의사들이 늘고 있습니다.

한때는 당뇨병이라고 하면 칼로리와 지방을 제한한 식사요법이 상식이었습니다. 하지만 요즘에는 당뇨병 환자에게 위험한 것은 지방이 아니라 당질이라는 인식이 퍼지고 있습니다.

의사들의 이러한 변화는 다카오 병원을 찾아오는 환자들의 이야기를 들어도 알 수 있습니다. 예전에는 환자가 의사에게 당질 제한식에 대해 물으면 대부분 '말도 안 된다'는 반응을 보였다고 합니다. 이 때문에 주치의한테는 비밀로 하고 다카오 병원에 당질 제한식을 배우러 오는 경우도 많았습니다. 하지만 지금은 주치의에게 양해를 구하고 찾아오는 환자가 늘고 있습니다. 당질 제한식을 적극적으로 추천하는 의사도 있다고 합니다.

당뇨병 치료 현장도 바뀌기 시작했습니다. 최근 2년 동안 당질 제한식의 효과를 뒷받침하는 연구 논문이 미국의 권위 있는 의학 잡지에 여러 차례 발표된 것도 한몫했을 거라 생각합니다. 그 결과 일본의 의학계도 당질 제한식에 눈을 뜨고 있습니다.

당질 제한식은 당뇨병 치료에 특효가 있는 식사요법입니다. 당뇨병이 있는 분이라면 꼭 한 번 시도해보시기 바랍니다(실천하기 전에 다음 쪽 주의 사항을 반드시 읽어주십시오).

마지막으로 당질 제한식의 선구자이며 조언자인 가마이케 도미아키 선생에게 깊이 감사드립니다.

* 이 책에 나와 있는 통계수치는 2007년 데이터입니다.

당질 제한식을 시작하기 전에

다음 사항에 해당하는 분은 주의해주십시오.

당질 제한식은 시작하고 즉시 효과가 나타나므로
경구 혈당강하제를 복용하거나 인슐린 주사를 맞고 있는 경우
저혈당 발작을 일으킬 수 있습니다.
이러한 분은 반드시 의사와 상담을 해야 하며,
가능하면 입원해서 당질 제한식을 실시하는 것이 좋습니다.

신장 기능이 좋지 않은 사람은
당질 제한식이 맞지 않으므로 주의해 주십시오.

차례

여는 글 | 당질 제한식을 이해하는 시대로 • 4

1장 당질 제한식의 모든 것

당질 제한식이란 • 19

칼로리 제한식보다 더 편한 당질 제한식 • 24

비만에도 효과가 있는 당질 제한식 • 27

비만의 열쇠를 쥐고 있는 인슐린 스위치 • 31

식후 고혈당과 합병증 • 33

당뇨병 합병증 • 35

당뇨병 환자에게 혈당지수는 통하지 않는다 • 39

의사 부족과 상식의 벽 • 42

식사요법의 문제점, 히사야마 마을 이야기 • 45

현재의 당뇨병 치료로는 당뇨병이 악화될 뿐이다 • 48

기존의 식사요법은 식후 고혈당을 일으킨다 • 50

내복약의 문제점 • 52

당질 제한식과 내복약 • 56

당질 제한식의 열 가지 규칙 • 58

당질 제한식의 세 가지 타입 • 61

다이어트를 할 때도 슈퍼 당질 제한식부터! • 65

당질 제한식의 효과와 안전성-미국의 최신 연구 • 67

| 칼럼 | 의사에게 이렇게 설명하라 • 70

2장 당뇨병 치료에 도움이 되는 지식

위험한 포도당 스파이크 • 75
현대인의 위험한 식습관-미니 스파이크 • 78
미니 스파이크는 현미채식의 효과를 이론적으로 뒷받침한다 • 82
우리 몸의 주 에너지원은 지방이다 • 85
당질 1그램으로 혈당치는 3mg/dl 올라간다 • 88
혈당지수보다 당질의 절대량이 중요하다 • 90
기본형 당질 제한식의 효과를 더욱 높이는 방법 • 92
식후 30분 운동의 효과 • 95
운동과 당질 제한식 • 98
당질 제한식은 치아에도 좋다 • 102
쌀이나 설탕이나 당질인 것은 마찬가지 • 105
당질 제한식에서는 당질을 어느 정도까지 섭취할 수 있을까? • 108
당질 관리식이란? • 110
| 칼럼 | 경계형 당뇨병 • 113

3장 당질 제한식 실천하기

당질 제한식에서 피해야 할 식품 • 117
주식, 조리법, 술, 간식, 국물요리 • 120
자연계에는 존재하지 않는 트랜스지방산 • 124
리놀산 대신 생선의 지방산이나 올리브오일을 • 127
조미료에도 설탕이 들어간다 • 129

감미료에 대해 • 132
페트병 증후군-청량음료의 위험 • 136
|Q&A| 콩가루는 왜 먹으면 안 되나요? • 139
|Q&A| 설사나 변비가 잦아졌는데 괜찮을까요? • 140

4장 당질 제한식을 더 즐겁게, 더 편하게

식단 짜기 • 145
외식을 할 때 • 147
직장인의 점심식사 • 151
편의점은 이렇게 이용한다 • 153
성분표 보는 법 • 155
당뇨병 환자용 간식 • 158
독신 남성의 당질 제한식 • 161
제철 식품 • 164
|Q&A| 당질 제한식을 한 뒤로 살이 너무 빠졌어요 • 167
|Q&A| 탄수화물과 당질의 차이는 뭔가요? • 168

5장 당질 제한식에 대한 오해 풀기

뇌 활동이 둔해진다? • 173
케톤 식이요법이 증명하는 생리적 케톤체 상승의 안전성 • 177

자연스러운 케톤체와 병적인 케톤체 • 181
콜레스테롤이란 무엇인가? • 184
몸에 좋은 것을 늘려주는 당질 제한식 • 186
콜레스테롤의 가이드라인 • 188
당질 제한식은 1형 당뇨병에도 효과가 있는가? • 192
신장이나 췌장이 나빠진다? NO! • 195
|Q&A| 당질 제한식은 고요산혈증을 일으키나요? • 198
|칼럼| 케톤체의 냄새는 일시적이다 • 201

6장 현대인에게 필요한 당질 제한

당질 제한은 인간 본래의 식사 • 205
인류를 지탱하는 곡물 • 208
당질과 운동-피마인디언의 예 • 210
우리에게도 검약 유전자가 있다 • 212
경제적인 이득과 손실 • 214
심리적으로 안정된다 • 216
맞춤 식사 • 218
|칼럼| 당질 제한이 필요 없는 사람을 위한 식생활 지침 • 221
당질 제한닷컴 설치 • 223
|칼럼| 당뇨병과 선거운동의 놀라운 관계 • 225

부록1 슈퍼 당질 제한식 – 계절별 1주일 식단

봄철 식단 • 228
여름철 식단 • 235
가을철 식단 • 242
겨울철 식단 • 249

부록2 식품별 당질량 • 257

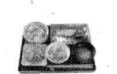

1

당질 제한식의
모든것

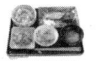

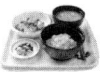

▼
▼
▼
▼

이 장에서는 당질 제한식의 특징과 장점을 기존의 식사요법과 비교하면서 소개하고, 당질 제한식이 다이어트에도 효과가 있다는 점을 설명한다.

당질 제한식이란

당질 제한식은 이름 그대로 당질의 섭취량을 줄이는 식사요법이다. 주식이 되는 밥이나 빵, 면류는 제외하고 반찬을 듬뿍 먹는 것이다.

1999년에 다카오 병원에서 처음 실시된 이래 현재까지 당질 제한식 치료를 받기 위해 300명의 환자가 입원했으며, 외래환자는 900명을 넘어섰다. 나는 환자들의 병례를 통해 당질 제한식이 아주 효과가 뛰어난 치료법임을 확신하게 되었다.

당질 제한식의 첫 번째 특징은 즉효성이다. 2형 당뇨병 환자는 거의 100퍼센트 식후와 공복 시 혈당치가 즉시 떨어지기 시작했고, 소변에도 당분이 거의 섞여 나오지 않았다.

당질 제한식의 두 번째 특징은 혈당 조절이 수월하다는 점이다. 다카오 병원에서 당질 제한식을 실시한 900명의 환자 중에 병원의 지시를 철저히 따른 사람들은 모두 혈당치가 개선되었으며, 과반

수는 당화혈색소*가 6.5퍼센트 미만으로 떨어지고, 공복 시 혈당치는 낮은 수치로 안정되었다.

이 때문에 당질 제한식을 실천하고 있는 2형 당뇨병 환자는 대부분 경구 혈당강하제가 필요 없게 된다. 인슐린 주사를 맞지 않아도 되는 경우도 있었다. 첫 번째 책이 나왔을 때만 해도 당질 제한식의 데이터가 지금보다 적어 단언할 수 없었지만 지금은 수많은 병례들이 그 효과를 입증해주고 있다. 다카오 병원의 데이터에서는 인슐린 주사를 맞았던 환자 중에 20~30퍼센트가 인슐린에서 해방되었다. 당질 제한식의 뛰어난 효과를 단적으로 보여주는 것이다.

당질 제한식의 효과가 이처럼 탁월한 것은 무엇 때문일까? 무엇보다도 당질 제한식은 식후 고혈당을 일으키지 않는다는 점을 꼽을 수 있다. 지금까지 상식으로 알고 있던 식사요법에서는 식후 고혈당이라는 중대한 문제가 있었다. 여기에 대해서는 뒤에서 자세히 설명하겠지만, 간단히 짚고 넘어가보자.

당뇨병에서 특히 주의해야 할 것은 식후 고혈당이다. 그런데 기존의 당뇨병 식사요법으로는 식후 고혈당을 피할 수 없다. 지금까지 우리가 알고 있던 당뇨병 식사요법은 당질 60퍼센트, 지방 20퍼

---

* 당화혈색소(HbA1c) : 보통 3개월 동안의 평균 혈당을 알아보기 위해 당화혈색소를 검사한다. 적혈구 안의 혈색소가 포도당과 결합하면서 당화혈색소를 형성하는데, 혈당이 잘 조절되지 않으면 수치가 증가한다. 일반적으로 당뇨병 환자의 당화혈색소 조절 목표는 6.5퍼센트 미만으로 본다.

센트, 단백질 20퍼센트의 비율로 칼로리를 섭취하는 것이었다. 그런데 이렇게 당질 비율이 높은 식사를 하면 식후에는 반드시 고혈당 상태가 된다.

하지만 단백질과 지방을 중심으로 하는 당질 제한식에서는 식후 고혈당이 일어나지 않는다. 비프스테이크를 300그램 먹었다 해도 당질이 적으면 식후 고혈당을 걱정하지 않아도 된다.

그러나 기존의 당뇨병 식단처럼 매일같이 주식을 먹게 되면, 한 번의 식사로 섭취하는 주식이 빵 한 조각이라고 해도 식후에는 반

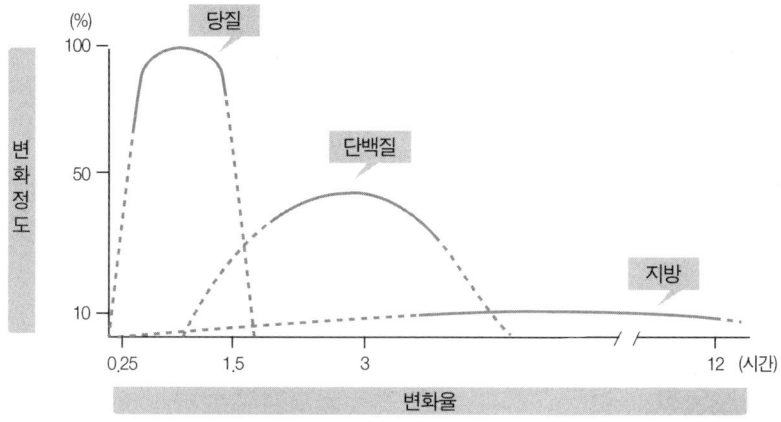

그림 1 영양소가 포도당으로 바뀌는 속도

출처 《당뇨병교실 퍼펙트가이드》(이케다 요시오 감수 번역, 의치약 출판, 2001)

- 당질은 100퍼센트 포도당으로 바뀐다. 그러나 단백질이 당으로 바뀌는 비율은 50퍼센트, 지방은 10퍼센트 미만이다. 또한 당질은 식후 2시간 이내에 거의 소화·흡수되므로 단백질이나 지방보다 혈당치를 더 빨리, 더 높이 상승시킨다. 단백질에 의한 혈당치 상승은 식후 3시간이 되어야 최고치에 달한다. 지방은 소화·흡수하는 데 하루가 걸리는 경우도 있다.

드시 고혈당이 된다.

혈당치를 높이는 것은 기본적으로 당질뿐이다. 당질은 식후 15분에서 90분 사이에 거의 대부분 포도당으로 바뀐다. 하지만 단백질은 약 3시간 후 절반 정도만 당으로 바뀌므로 혈당이 거의 상승하지 않으며, 지방은 몇 시간이 지나도 당으로 바뀌는 양은 10퍼센트 미만이다. 이것은 생리학과 대사학에 근거하는 사실이다.

당뇨병에서 특히 위험한 것은 식후 고혈당이다. 식후 고혈당은 혈관 내벽을 손상시켜 동맥경화의 원인이 되고 언젠가는 심근경색이나 뇌경색을 일으킬 수 있기 때문이다. 하지만 당질을 섭취하지 않으면 이렇게 위험한 식후 고혈당 증상도 일어나지 않는다. 즉 당질을 제한해야 식후 고혈당을 막을 수 있다.

당질을 제한하면 당뇨병이 개선되는 또 한 가지 이유는 인슐린을 추가로 분비할 필요가 거의 없기 때문이다.

당뇨병이 있는 사람이 당질을 섭취하면 식후 고혈당을 일으킬 뿐만 아니라, 인슐린도 더 많이 필요해진다. 이것은 이미 녹초가 된 당뇨병 환자의 췌장에 더욱 부담을 주게 된다. 당뇨병으로 지쳐 있는 췌장은 인슐린을 추가로 분비하는 기능이 떨어져 있고, 인슐린이 분비된다고 해도 세포에 제대로 작용하지 않는다. 이 때문에 당뇨병 환자가 당질을 섭취하면 식후 고혈당이 되는 것이다.

이 상태를 피하기 위해 대부분은 경구 혈당강하제를 복용해서 지칠 대로 지친 췌장이 억지로 인슐린을 분비하게 만든다. 그렇지 않아도 약해져 있는 췌장을 약으로 더욱 채찍질하는 것이다. 췌장을 혹사하다 보면 당뇨병이 악화되는 것은 불 보듯 뻔한 일이다.

그러나 당질 제한식에서는 이러한 악순환이 일어나지 않는다. 당뇨병의 주범인 당질을 아예 섭취하지 않기 때문이다. 당질을 제한하기 때문에 고혈당 증상이 일어나지 않고, 이에 따라 인슐린이 추가로 분비되지 않아도 되니 경구 혈당강하제가 필요 없다. 피로에 지친 췌장은 느긋하게 쉴 수 있고 대사도 안정된다.

이처럼 당질 제한식을 계속해나가면 췌장이 회복되고 당뇨병도 개선된다. 식후에 고혈당을 일으키지 않고 췌장을 쉬게 하는 당질 제한식과 식후 고혈당을 일으키고 췌장까지 혹사시키는 칼로리 제한식의 효과가 크게 차이나는 것은 당연한 일이다.

칼로리 제한식보다 더 편한 당질 제한식

당질 제한식의 가장 큰 장점은 뭐니 뭐니 해도 효과가 뛰어나다는 것이지만, 칼로리를 제한하는 기존의 당뇨병식에 비해 실천하기도 쉽다.

칼로리 제한식을 실천하는 데는 상당한 노력이 필요하다. 음식을 먹을 때마다 식품교환표*를 보며 번거롭게 칼로리를 계산해야 하는 것이다.

그러나 당질 제한식은 기본적으로 칼로리 계산을 할 필요가 없다. 지나치게 과식만 하지 않으면 먹고 싶은 만큼 먹어도 된다. 기존의 식사요법만큼 칼로리를 중시하지도 않고, 당질이 많이 들어

---

* 식품교환표 : 당뇨병 환자에게 균형 잡힌 식사를 제공하기 위한 도구로, 일상생활에서 섭취하고 있는 각 식품들을 영양소 구성이 비슷한 것끼리 모아 여섯 가지 식품군으로 나눈 표.

있는 식품만 아니면 배불리 먹어도 섭취 칼로리는 높지 않다.

예를 들어 한 끼 식사가 가다랑어 다진 것, 두부 한 모, 건더기가 푸짐한 된장국, 가정식 햄버거라면 배는 충분히 부른 반면, 칼로리는 문제가 될 만큼 높지 않다.

당질 제한식의 또 다른 장점은 허용된 식품이 많다는 것이다. 기존의 당뇨병식에서는 지방을 아주 위험한 요소로 여겼다. 그래서 지방이 많이 든 식품을 먹지 말아야 했다. 하지만 현대인의 식생활에서 지방이 포함되지 않은 요리는 별로 없다. 먹을 수 있는 음식이 크게 제한되다 보니 단조로운 식사를 할 수밖에 없었다.

하지만 당질 제한식에서는 당질만 제한하기 때문에 먹어도 되는 식품의 수가 칼로리 제한식과는 비교도 안 될 정도로 많다. 당질이 많이 함유된 식품만 제대로 기억해두면 자유롭게 식사를 즐길 수 있는 셈이다.

당질 제한식의 장점을 다시 한 번 정리하면 다음과 같다.

❶ 칼로리를 일일이 계산할 필요가 없다.
❷ 식품에 대한 특별한 지식이 없어도 된다.
❸ 배불리 먹을 수 있다.
❹ 다양한 음식을 즐길 수 있다.

여기에 하나 더 추가한다면 음주가 가능하다는 점이다. 당질 제한식에서는 위스키, 브랜디, 소주처럼 당질을 함유하지 않은 증류주는 마셔도 괜찮다(앞부분 표 참조). 당질 제한식이 애주가에게 환영을 받는 것도 바로 이 때문이다.

반면에 당질 제한식은 과자를 좋아하는 사람은 조금 힘들지도 모르겠다. 과자류에는 대부분 당질이 많이 들어 있기 때문이다. 그러나 최근에는 단맛은 그대로 유지하면서 당질은 적게 함유된 과자가 많이 개발되고 있고(158~160쪽 참조), 혈당치를 높이지 않은 감미료도 나와 있다(132~135쪽 참조).

이처럼 당질 제한식은 칼로리 제한식보다 훨씬 편한 식사요법이며, 최근에 와서는 더욱 수월하게 실천할 수 있게 되었다. 이 책에서는 당질 제한식을 실행할 때 직면하는 여러 가지 문제점을 설명하고, 당질 제한식을 더 편하고 효과적으로 실천하는 방법을 제시하고자 한다.

비만에도 효과가 있는 당질 제한식

당질 제한식은 당뇨병뿐 아니라 비만에도 효과가 있다. 당질 제한식에는 지방 함유 식품들도 포함되므로, 다이어트 효과가 있다는 말이 이상하게 들릴지도 모른다. 하지만 지방을 많이 섭취한다고 살이 찌는 것은 아니다.

미국은 날로 늘어나는 비만 인구가 사회적 문제로 떠올랐다. 처음에는 비만의 원인이 지방이라고 생각하고 최근 30년 동안 지방 섭취율을 계속 줄여왔다. 그러나 비만과 당뇨병은 줄기는커녕 오히려 더 늘어났다. 그러자 눈을 돌리게 된 것이 바로 당질이다. 지방 섭취량이 줄어든 30년 동안 당질 섭취량은 지속적으로 늘어났던 것이다. 그 결과 비만과 당뇨병의 원인은 지방이 아니라 당질이라는 인식이 생겼다.

실제로 당질을 줄이고 지방과 단백질을 중심으로 칼로리를 얻는 당질 제한식을 하게 되면 건강하게 살이 빠진다. 당질 제한식은 그렇지 않은 식사에 비해 네 가지 이점이 있기 때문이다. 따라서 같은 칼로리를 섭취했다고 해도 당질을 중심으로 한 식사보다 지방을 중심으로 한 식사가 훨씬 다이어트 효과가 있다.

비만을 개선하는 데 당질 제한식이 효과적인 이유는 첫째, 당질 제한식을 계속하면 지방이 항상 연소하기 때문이다. 우리 몸의 에너지원은 주로 당질과 지방인데, 당질을 섭취하면 우리 몸은 먼저 당질부터 사용한다. 이 때문에 지방을 사용하는 회로가 제대로 작동하지 못한다. 반면에 당질을 제한하는 식사를 하면 우리 몸은 지방을 쓸 수밖에 없다. 지방을 사용하는 회로가 원활하게 작동하는 것이다.

당질 제한식이 다이어트에 효과가 있는 두 번째 이유는, 인슐린이 추가로 분비되지 않는다는 점이다.

당질을 섭취하면 혈당치가 높아져 인슐린이 추가로 분비된다. 그런데 인슐린은 우리 몸의 세포에 포도당을 넣어줄 뿐만 아니라, 지방을 축적시키는 일도 한다. 이 때문에 인슐린은 비만 호르몬이라는 별명을 가지고 있다.

인슐린이 추가로 분비되면 섭취한 당질 중에서 사용하고 남은 양은 지방으로 체내에 축적된다. 즉 당질이 많은 식사를 하면 비만 호르몬인 인슐린이 추가로 분비되므로, 남은 당질이 지방으로 축적된다. 따라서 식사량이 많으면 살이 찔 수밖에 없다.

하지만 당질 제한식에서는 주된 에너지원이 지방이기 때문에 인슐린이 추가로 분비되지 않는다. 따라서 많이 먹어도 체지방으로 축적되는 양이 적다.

세 번째 이유는 불필요한 칼로리가 케톤체로 배출된다는 점이다.

우리 몸이 필요한 에너지를 지방에서 얻을 때 지방의 일부는 케톤체(불완전하게 연소된 지방으로 산성을 띤다)라는 물질로 바뀐다. 혈액 속에 케톤체가 지나치게 많아지면 소변이나 호흡을 통해 배출되는데, 케톤체에도 열량이 있기 때문에 이것이 빠져나가는 것은 불필요한 열량이 배출되는 것이다(그러나 당질 제한식을 3~6개월 동안 계속하면 우리 몸이 케톤체를 이용하게 되므로 더 이상 소변이나 호흡으로 배출되지 않는다).

즉 당질을 중심으로 식사를 하면 비만 호르몬인 인슐린이 추가로 분비되어 남는 열량이 축적되지만, 지방을 중심으로 식사를 하면 남는 열량이 케톤체로 배출된다.

당질 제한식으로 살을 뺄 수 있는 네 번째 이유는 혈당치를 유지하기 위해 공복 시 외에도 간에서 당신생(糖新生, 다른 종류의 화합물로부터 포도당과 같은 당을 만드는 것—옮긴이)이 일어나기 때문이다. 이 과정에서 에너지가 많이 소비된다.

당질 제한식이 비만에 효과적인 네 가지 이유를 정리하면 다음과 같다.

❶ 항상 지방을 연소하는 상태가 된다.
❷ 비만 호르몬인 인슐린이 추가로 분비되지 않는다.
❸ 남는 열량이 케톤체로 배출된다.
❹ 간에서 당신생이 일어나 에너지가 소비된다.

이 네 가지 이점이 있기 때문에 당질 제한식을 하면 칼로리에 신경 쓰지 않아도 된다.

당뇨병과 비만은 밀접하게 연관되어 있기 때문에 비만을 막으면 당뇨병도 개선될 수 있다. 따라서 다이어트에 효과가 있는 이 네 가지 이유는 당뇨병이 개선되는 요인이 되기도 한다. 당질 제한식은 다이어트에도, 당뇨병에도 효과가 뛰어난 식사요법이다.

비만의 열쇠를 쥐고 있는 인슐린 스위치

비만은 체질적 요인도 있지만, 현대에 와서 비만이 급증한 것은 무엇보다도 식생활 때문이다. 그리고 그 열쇠를 쥐고 있는 것이 바로 인슐린 스위치다.

 인슐린은 비만 호르몬으로, 인슐린이 추가로 분비되면 살찌기 쉬운 몸이 된다. 즉 인슐린이 비만의 스위치 역할을 하는 것이다. 그런데 인슐린을 추가로 분비시키는 것은 당질이므로, 당질을 중심으로 열량을 섭취하면 인슐린 스위치가 켜져 살이 쉽게 찐다. 하지만 당질을 식단에서 제한하면 인슐린이 추가로 분비될 일이 없으므로 인슐린 스위치가 켜지지 않는다. 이 상태가 계속되면 지방을 쉽게 소비하는 체질이 되어 살도 잘 찌지 않는다. 이 부분을 정리하면 다음과 같다.

- 당질을 섭취하면 인슐린 스위치가 켜진다.
- 인슐린 스위치가 항상 켜지면 살이 쉽게 찌는 체질로 바뀐다.

당뇨병이 없는 사람이라도 가벼운 몸무게를 유지하고 싶다면 이것을 반드시 기억해두자.

식후 고혈당과 합병증

당질 제한식의 가장 큰 특징이자 장점은 식후 고혈당을 일으키지 않기 때문에 인슐린을 추가로 분비할 필요가 없다는 점이다. 여기서는 당뇨병이 있는 사람들이 꼭 알아두어야 할 세 가지 사항에 대해 설명하고자 한다.

첫 번째는 이미 강조한 바와 같이 식후 고혈당을 일으키는 것은 '당질'이라는 생리학적 사실이다. 두 번째는 식후 고혈당이 합병증을 일으킨다는 점이다. 여기서 알아두어야 할 것은 만성합병증인 대혈관 장애와 식후 고혈당의 관계다. 대혈관 장애에는 심근경색이나 뇌경색처럼 자칫하면 생명까지 잃을 수 있는 질환이 포함되어 있다.

1998년 영국에서는 이와 관련된 중요한 연구 결과가 발표되었다. 2형 당뇨병 환자 4,209명을 10년 동안 추적 조사한 이 연구는

UKPDS(The United Kingdom Prospective Diabetes Study)로 불리며, 연구 결과는 서구의 당뇨병 치료에 커다란 영향을 미쳤다.

이 연구에서는 2형 당뇨병 환자들에게 인슐린이나 경구 혈당강하제를 사용해 공복 시 혈당을 108mg/dl 이하로 유지하도록 했다. 이것은 상식적인 치료법으로 여겨지고 있었다. 그런데 연구 결과 눈과 신장 등의 미세혈관성 합병증은 30퍼센트 정도 줄었으나, 심장이나 뇌 등의 대혈관(大血管)성 합병증으로 사망하는 비율은 전혀 감소하지 않았다. 그리고 식후 고혈당이야말로 대혈관 장애를 일으킬 위험이 큰 것으로 밝혀졌다.

이 사실은 세계의 당뇨병 전문의들을 충격에 빠뜨렸다. 이후 당뇨병의 치료 방향은 크게 바뀌었다. 그때까지 당연하게 생각해왔던 치료법에 심각한 의문을 갖게 된 것이다.

UKPDS에 대해서는 《당뇨병엔 밥 먹지 마라》에 자세히 설명하고 있으므로 관심 있는 분은 참고하기 바라며, 여기서는 이것만 알아두자.

- 식후 고혈당은 대혈관 장애를 일으킬 위험이 크다.

현재 전 세계의 당뇨병 전문의들은 이 사실을 인정하고 있다. 당뇨병 환자들도 이에 대해서 반드시 알아두어야 한다.

당뇨병 합병증

당뇨병 합병증은 크게 급성과 만성이 있으며, 만성은 다시 미세혈관 장애와 대혈관 장애로 나눌 수 있다.

급성 합병증에는 당뇨병성 혼수(糖尿病性昏睡)와 감염증이 있다. 당뇨병성 혼수는 당뇨병이 아주 심각한 상태일 때 일어나는데, 이 정도까지 진행되는 경우는 무척 드물다. 감염증에는 폐렴, 요로감염, 피부감염 등이 있으며, 당뇨병이 악화되면 감염증의 위험이 커진다.

당뇨병성 혼수에는 혈당치가 250~1,000mg/dl인 고혈당, 산성혈증(체액, 특히 혈액이 산성으로 기운 상태), 혈중 케톤체 상승 등을 동반하면서 의식장애를 일으키는 당뇨병성 케톤산증이 있다. 당질 제한식으로 케톤체가 상승하면 이 당뇨병성 케톤산증과 혼동해서 놀라는 사람이 있는데, 두 증상은 완전히 다른 것이므로 걱정할 필요가 없다. 여기에 대해서는 뒤에서 자세히 설명하겠다.

만성 합병증 중에서 미세혈관 장애에는 당뇨병성 망막증과 당뇨병성 신증, 당뇨병성 신경 장애가 있다. 고혈당 상태가 오랫동안 지속되면 망막의 미세혈관이 손상되어 출혈, 백반, 부종 등의 초기 병변이 발생하는데, 이것이 당뇨병성 망막증의 초기 증상이다. 여기서 더 진행하면 망막박리(망막이 정상적으로 붙어 있지 못하고 분리되어 떨어지는 증상-옮긴이)나 유리체 출혈을 일으켜 시력 장애가 온다.

일본에서는 연간 약 3,000명이 미세혈관 장애로 실명하고 있고, 이 중에는 시력 장애를 느끼고 안과 진찰을 받고 나서야 당뇨병이라는 사실을 알게 되는 경우도 있다. 하지만 조기에 발견하면 치료를 통해 진행을 막을 수도 있으므로, 정기적으로 혈당치를 검사하는 것이 가장 좋다.

당뇨병성 신증(당뇨병성 신장 질환)은 고혈당 상태가 지속돼 모세혈관이 둥근 실타래처럼 엉켜 있는 신장의 사구체가 손상되면서 일어난다. 사구체는 신장의 노폐물 여과장치인데, 이 사구체가 손상되면 신장 기능에 장애가 생긴다. 초기 단계에는 소변에 알부민(단백질)이 아주 조금 증가하는 정도지만, 더 진행하면 단백뇨가 지속적으로 나오다가 혈청 중 시스타틴 C, 크레아틴, 요소질소(BUN : Blood Urea Nitrogen) 등의 농도에 이상이 나타나는 신부전으로 진행한다. 더 심각해지면 인공투석을 받아야 한다.

질환별 인공투석 비율을 살펴보면 당뇨병성 신증이 가장 많이 차지하는데, 연간 약 13,000명의 환자가 인공투석을 받는다고 한다.

당뇨병성 신경 장애는 고혈당에 의한 미세혈관 장애와 대사 장애가 복잡하게 얽혀 일어나며, 고혈당이 지속되면 악화된다. 대사 이상의 초기에는 근육통, 심한 통증을 동반한 경련, 저림, 이상 감각 등이 자각 증상으로 나타난다. 대사 이상이 지속되면 건반사(아킬레스건이나 슬개건 등을 쳤을 때 힘줄이 붙어 있는 근육에 일어나는 반사적 수축 작용-옮긴이)가 저하되고 신경전달 속도가 떨어진다. 여기서 더 진행하면 조직에서 본질적이고 비가역적인 여러 가지 신경 장애가 일어난다.

한편 만성 합병증 가운데 대혈관 장애는 고혈당으로 대혈관에 동맥경화가 진행되어 발생한다. 뇌혈관 장애, 심근경색, 협심증, 당뇨병성 족부 질환 등이 대혈관 장애에 속하며, 대부분 생명을 위협하므로 철저한 주의가 필요하다.

동맥경화는 당뇨병뿐 아니라 비만, 고지혈증, 고혈압, 흡연 등을 위험인자로 볼 수 있으며, 위험인자를 많이 가지고 있을수록 발병 가능성이 높다. 동맥경화 중에서 관상동맥경화증(심장근육에 혈액과 영양을 공급하는 관상동맥이 좁아지거나 막혀서 생기는 심장 질환-옮긴이)은 심근경색을 일으키는데, 당뇨병이 있는 사람은 심근경색을 일으킬 가능성이 정상인보다 3배 이상 높다.

미국이나 유럽에서는 당뇨병 환자의 절반가량이 심근경색으로 사망하며, 일본에서도 심근경색으로 사망하는 당뇨병 환자가 늘고 있다. 당뇨병 환자의 심근경색은 흉통 같은 두드러진 증상이 없는 경우가 많아 알아차리기 힘들다. 당뇨병과 정상의 중간 영역인 경계형도 관상동맥경화증을 일으킬 가능성은 당뇨병이 있는 사람과 비슷하므로 빨리 치료를 받아야 한다.

당뇨병 환자의 절반 정도는 고혈압도 함께 가지고 있는데, 당뇨병과 고혈압을 같이 치료하면 심근경색의 발병 가능성이 뚜렷하게 감소한다.

한편 뇌혈관 장애에는 뇌출혈과 뇌경색이 있다. 당뇨병이 있는 사람은 뇌출혈보다 뇌경색이 많이 일어나며(빈도는 정상인의 약 3배), 생명에 큰 지장을 주지 않더라도 아주 작은 뇌혈관이 막히는 열공성 뇌경색을 반복해서 일으키기 때문에 뇌혈관성 치매가 되기 쉽다. 뇌혈관 장애도 당뇨병과 고혈압을 함께 치료하는 것이 중요하다.

다리로 향하는 동맥이 막혀 제대로 걷지 못하는 동맥경화성 동맥폐색증은 당뇨병 환자의 15~20퍼센트에서 볼 수 있는 질환이다. 냉기를 느끼거나 저리는 증상에서 시작해 절뚝거리고 통증을 느끼다가 발가락 끝부터 허는 피부궤양으로 진행한다. 심할 경우에는 조직이 썩는 괴사가 일어나는데, 이때는 발이나 다리를 절단해야 한다.

당뇨병 환자에게
혈당지수는 통하지 않는다

식후 고혈당과 관련해 꼭 알아야 하는 것이 혈당지수, 즉 GI(Glycemic Index)다. GI는 식품에 함유되어 있는 당질에 혈당을 상승시키는 성질이 어느 정도 있는지를 숫자로 나타낸 것이다.

GI를 계산하는 방법은 혈당치를 가장 쉽게 올리는 포도당을 50그램(또는 당질 50그램이 함유된 흰 빵) 섭취했을 때와 비교해, 당질 50그램이 함유된 특정 식품을 섭취했을 때 혈당치가 어느 정도 올라가는지를 백분율로 표시한다(계산식은 표 1 참조).

수치가 높을수록 혈당이 상승할 위험이 크다. 위험성의 정도는 GI 70 이상은 높다, GI 69~56은 중간, GI 55 이하는 낮다고 본다.

GI 수치는 연구자들마다 조금씩 다르지만, 보통 흰 빵은 100, 흰 쌀은 70 정도로 높고, 유제품은 35, 콩류는 15 정도로 낮다. 또한 같은 쌀이라도 흰쌀은 70, 현미는 50이다. 즉 같은 재료의 식품이라도

표1 GI 산출 방법

$$GI = \frac{\text{당질 50g이 함유된 식품 섭취 후}}{\text{당질 50g이 함유된 기준식(흰 빵) 섭취 후}} \times 100$$
$$\frac{\text{2시간 동안의 혈당곡선 밑면적}}{\text{2시간 동안의 혈당곡선 밑면적}}$$

정제하면 GI가 높아지는 경향이 있다.

  GI는 당질 섭취의 위험을 인식하고 있다는 점에서 높게 평가된다. 하지만 GI에는 여러 가지 허점이 있다. 무엇보다도 이것은 당뇨병이 없는 사람의 데이터라는 점이다.

  GI는 당뇨병이 없는 사람이 특정한 식품을 섭취한 후에 나타나는 혈당치의 변화를 조사해서 산출한다. 예를 들어 식품 A의 GI가 100이고 식품 B가 50일 경우, 식품 B는 식품 A에 비해 혈당치가 올라갈 위험이 절반이라고 해석한다. 하지만 이것은 당뇨병이 없는 사람에게는 들어맞지만 당뇨병 환자에게는 그대로 적용할 수 없다.

  그렇다면 당뇨병이 있는 사람은 GI 수치를 어떻게 이해해야 할까? 예를 들어 흰 빵의 GI는 100이고 현미는 50인데, 당뇨병 환자가 먹을 경우 흰 빵은 혈당치가 300까지 올라가고 현미는 250~260까지 올라간다. 흰 빵에 비하면 낮은 수치지만 현미도 혈당치를 크게 상승시킨다는 것을 알 수 있다. 즉 당뇨병이 있는 사람은 GI가 낮더라도, 당질이 함유된 식품을 먹으면 GI 수치로 짐작할 수 있는 것보다 혈당치가 훨씬 더 올라간다.

이것은 당뇨병 환자에게 일반적으로 해당되는 사실이다. 다카오 병원에서 진찰한 환자들의 데이터에서도 당뇨병 환자가 현미를 먹으면 혈당이 올라간다는 사실을 확인할 수 있었다.

- GI 수치와 상관없이 당뇨병 환자에게는 당질 자체가 혈당을 높이는 원인이 된다.

GI가 비교적 낮은 현미를 먹는다고 안심할 일이 아닌 것이다.
식후 고혈당에 대해 정리하면 다음과 같다.

❶ 식후 고혈당을 일으키는 것은 당질이다.
❷ 식후 고혈당은 대혈관 장애를 일으킬 위험이 높다.
❸ 당뇨병이 있는 사람은 GI가 낮은 현미를 섭취한 후에도 혈당이 올라간다.

이 세 가지 사실은 당질 제한식의 효과를 설명해주면서, 동시에 칼로리와 지방을 제한하는 식사요법이 얼마나 위험한지를 알려준다.

의사 부족과 상식의 벽

당질 제한식을 실행해본 사람은 대부분 그 효과에 깜짝 놀란다. 자신의 주치의가 식후 고혈당의 위험에 대해 한마디도 언급하지 않았다며 화를 내는 사람도 있을 정도다.

- 혈당 상승의 주범은 당질이다.
- 식후 혈당치가 올라가면 대혈관이 손상되어 대혈관 장애를 일으킨다.
- 당뇨병이 있는 사람은 GI가 낮더라도 당질이 함유된 식품을 먹으면 혈당치가 올라간다.

당뇨병 전문의들은 대개 이러한 사실을 세세하게 설명해주지 않는다. 여기에는 두 가지 원인이 있다고 생각할 수 있다.

하나는 의사가 너무나 부족하기 때문이다. 일본의 의사 수는 인구 1,000명당 2명에 불과하다. 선진국에서는 가장 낮은 수준이다. OECD 국가들의 의사 수가 인구 1,000명당 3.1명임을 감안하면 평균의 3분의 2밖에 안 되는 셈이다. 의사가 부족하니 환자에게 일일이 시간을 들여 설명할 여유가 없다.

또 하나는 상식의 벽이 그만큼 두텁기 때문이다. 혈당치를 높이는 것은 당질뿐이며, 지방이나 단백질은 혈당치를 거의 상승시키지 않는다. 이것은 당뇨병 전문의들도 잘 알고 있는 사실이다.

그러나 일본의 의학계는 전후 50년 이상 '지방은 나쁘고 당질은 좋다'고 생각해왔다. 이 같은 상식을 의심하는 사람은 거의 없었다. 당뇨병 환자에게는 '당질 60퍼센트, 단백질 20퍼센트, 지방 20퍼센트'로 구성된 식사를 하도록 권장해왔다. 50년을 넘게 믿어왔던 의학 상식을 버린다는 건 결코 쉬운 일이 아닐지도 모른다. 많은 연구원들이 밝히고 있는 새로운 의학적 사실을 받아들이지 못하는 것이 안타까울 따름이다.

나는 일본당뇨병학회에 소속되어 있지만, 당뇨병 전문의가 아니라 내과의이며 한방의다. 2002년에 당뇨병 진단을 받고 당뇨병 연구를 시작했다. 전문의가 아니었기 때문에 상식을 의심하는 데 별로 거리낌이 없었다. 당시 다카오 병원에서는 나의 형이자 원장인 에베 요이치로가 당질 제한식을 이미 시도하여 그 효과를 확인하고 있었다. 나도 직접 시작해보고 효과를 실감했다.

전문의로서의 상식에 갇혀 있지 않았던 나는 본질에 쉽게 접근

할 수 있었다. 일본의 상식과는 완전히 대립되는 입장이었지만, 당시 서양에서 새롭게 밝혀지는 결과를 그대로 수용할 수 있었다. 그리고 그 덕분에 당질 제한식의 효과를 이론적으로 뒷받침할 수 있게 되었다.

'당뇨병 환자에게 위험한 것은 지방이 아니라 당질'이라는 사실은 의사가 부족하다는 현실과 기존 상식의 두터운 벽에 가로막혀 환자들에게 제대로 전달되지 않았다. 그러나 의사 부족이라는 현실은 쉽게 변하지 않겠지만, 상식의 벽은 얼마 안 가 무너질 것이라고 생각한다. 최근 들어 당뇨병 연구도 급속도로 발전하고 있으며, 일본의 의학계에도 연구 결과가 조금씩 영향을 미치고 있기 때문이다.

하지만 지금 당뇨병을 앓고 있는 사람은 그때까지 기다릴 수 없다. 시간이 갈수록 당뇨병이 악화될 것이기 때문이다. 따라서 우리는 적극적으로 정보를 이용해야 한다.

지금은 다양한 정보를 직접 손에 넣을 수 있는 시대다. 나 역시 당질 제한식의 효과를 다양한 방법으로 더 널리 알릴 생각이다. 적극적으로 정보를 모으고 유익한 치료법을 찾는 것이야말로 현재 당뇨병을 앓고 있는 사람이 자신을 지킬 수 있는 길이다.

식사요법의 문제점,
히사야마 마을 이야기

후쿠오카 현의 히사야마 마을은 인구가 약 8,000명이다. 1961년부터 규슈 대학교 의학부가 40세 이상의 주민들을 대상으로 연구를 하고 있는 곳이다. 이 연구는 일본의 의학계에 크나큰 공헌을 했는데, 2007년 7월 27일 마이니치 신문에 소개되면서 일반인에게도 알려지게 되었다.

이 마을은 5년에 한 번 실시하는 건강검진의 참여율이 약 80퍼센트다. 사후 해부검사도 사망자의 82퍼센트나 되기 때문에, 연구의 정확도가 상당히 높은 편이다. 연구가 시작된 1961년 당시, 일본은 뇌졸중 사망률이 너무나 높아 사회문제가 되었다. 그런데 히사야마 마을 연구 결과 고혈압이 뇌졸중의 가장 큰 원인으로 밝혀졌다. 연구팀은 주민들에게 염분 섭취를 줄이도록 지도하고 혈압 강하제를 복용하게 했다. 그 결과 1970년대에는 히사야마 마을에서 뇌졸중이 3분의 1로 격감했다. 이것은 획기적인 성과였다.

그 후 연구팀의 새로운 주제는 당뇨병이 되었다. 연구 결과 당뇨병은 심근경색, 뇌경색, 악성종양, 알츠하이머병 등을 일으킬 수 있는 것으로 밝혀졌다.

1988년에 히사야마 주민들을 대상으로 75그램 경구포도당 부하검사(75그램의 포도당을 섭취해서 혈당 변화를 살피는 검사—옮긴이)를 실시했는데, 남성의 15퍼센트, 여성의 9.9퍼센트가 당뇨병 진단을 받았다. 이것은 당시 의학계 상식을 훨씬 웃도는 수치였다. 이에 연구팀은 1988년부터 히사야마 주민들에게 운동과 식사를 철저히 지도하며 당뇨병 예방에 힘을 기울였다. 하지만 결과는 전혀 다르게 나타났다.

2002년에 실시한 조사에서 남성의 23.6퍼센트, 여성의 13.4퍼센트가 당뇨병 진단을 받았다. 줄기는커녕 더 늘어난 것이다. 여기에 내당능 장애(공복 시 혈당치가 110~125mg/dl, 식사 2시간 후 혈당치가 140~199mg/dl인 상태)가 있는 당뇨병 예비군까지 포함하면 남성은 54퍼센트, 여성은 36퍼센트나 되었다. 즉 연구팀은 고혈압 대책과 뇌졸중 예방에는 성공했지만, 당뇨병 예방에는 실패한 것이다.

책임자인 규슈 대학교의 기요하라 유타카 교수는 "1988년 이후 운동과 식사 지도 등 온갖 수단을 다 써봤지만 당뇨병은 계속 늘어났다. 처음부터 연구를 다시 시작하고 싶다"고 밝혔다.

이때 연구팀이 지도한 식사요법은 일본당뇨병학회가 장려한

'당질 60퍼센트, 지방 20퍼센트, 단백질 20퍼센트'에 맞춘 식사였다. 운동이 당뇨의 원인이라고 볼 수는 없으므로, 문제는 식사라는 결론이 나온다. 즉 기존의 식사요법으로는 당뇨병을 예방할 수 없음이 입증된 것이다.

이제 우리 의학계도 히사야마 마을에서 나온 연구 결과를 받아들여 기존의 상식을 벗어버리고 당질 제한식으로 눈을 돌렸으면 하는 바람이다.

현재의 당뇨병 치료로는
당뇨병이 악화될 뿐이다

당뇨병 치료는 첫째는 식사, 둘째는 운동, 셋째와 넷째는 없고 다섯째가 약이라는 말이 있다. 하지만 영양사의 조언대로 식사를 하면서 칼로리 제한에 철저히 주의해도, 혈당이 떨어지지 않는 경우가 많다.

2003년에 도야마 의과약과대학교의 고바야시 다다시 교수는 당뇨병 환자 실태 조사를 발표했다. 전국의 의사에게 2형 당뇨병의 치료법을 물어보고 약 6,500건의 병례를 조사했다. 그 결과 식사와 운동요법만 하고 있는 환자를 제외한 약 5,400명의 당뇨병 환자 중 당화혈색소가 6.5퍼센트 미만(상태가 양호함을 나타냄)인 사람은 30.6퍼센트였다.

즉 혈당강하제를 먹거나 인슐린 주사를 맞고 증세가 호전되는 사람은 이 정도에 불과하다는 말이다. 약 종류가 늘어나거나 발병 기간이 오래될수록 약물 요법의 효과는 잘 나타나지 않았다.

이러한 결과가 나타난 것은 의사나 영양사의 지도를 제대로 따르지 않은 환자에게 책임이 있을까? 나는 그렇게 생각하지 않는다. 당뇨병 환자로서 말하건대, 의사가 지도한 대로 성실히 따른다 해도 당뇨병은 악화될 확률이 높다. 치료법이 잘못되었기 때문이다.

물론 기존의 치료법 가운데 운동요법은 좋다고 생각한다. 그러나 식사요법에는 근본적인 문제가 있고, 약물요법도 상당히 많은 문제를 안고 있다.

현재 행해지고 있는 당뇨병 치료의 문제점에 대해 살펴보자.

기존의 식사요법은
식후 고혈당을 일으킨다

먼저 식사요법부터 생각해보자.

현재 미국이나 유럽에서는 공복 시 혈당치보다 식후 혈당치가 동맥경화와 밀접하게 관계있다고 보고 있다. 식후 고혈당을 피하면 심근경색이나 뇌경색을 막을 수 있다는 말이다.

이러한 이유로 제약회사는 효과가 즉시 나타나는(속효형) 인슐린 분비 촉진제를 개발해 식후 고혈당을 막는 약으로 팔고 있다. 이것을 복용하면 당질을 60퍼센트 섭취하는 기존의 식사요법에서도 식후 고혈당을 어느 정도 막을 수 있다. 이런 종류의 약은 단시간 동안만 췌장에 작용하기 때문에, 췌장을 24시간 내내 혹사시키는 약보다는 나을 것이다.

하지만 전체적으로 볼 때는 기묘한 치료법이 아닐 수 없다. 식후 고혈당을 일으키는 당질을 잔뜩 먹으라고 하면서 식후 고혈당을 억제하는 약을 처방하다니, 그야말로 병 주고 약 주는 일이다.

식후 고혈당은 당질을 최대한 억제하면 일어나지 않는다. 식후 고혈당을 일으키는 것이 당질이라는 사실은 당뇨병 전문의라면 누구나 알고 있다. 그런데 어째서 당질의 비율이 높은 식사를 환자에게 권하는지 이해가 가지 않는다.

당질의 비율이 높은 식사를 하고 그때마다 약을 복용하는 것은 약값만 낭비하는 치료법이다. 게다가 효과가 즉시 나타나는 인슐린 분비 촉진제를 복용해도 식후 2시간 혈당치가 180mg/dl 미만으로 떨어지지 않는 경우가 많다.

칼로리 제한을 중심으로 당질을 많이 섭취하는 식사는 식후 고혈당을 일으킨다. 이러한 당뇨병식과 약에 의존하지 않고 식후 고혈당을 막는 당질 제한식 가운데 어느 쪽이 더 바람직한 식사일까? 당뇨병이 있는 사람한테는 너무나 중요한 선택이다.

내복약의 문제점

당뇨병 치료에 쓰이는 내복약에는 설폰요소제, 바이구아나이드제, 알파 글루코시다제 억제제 등이 있다. 이 중에서도 아마릴이나 유글루콘 등의 설폰요소제(SU제)가 가장 많이 사용된다. 이러한 약제는 인슐린을 합성하는 췌장의 베타세포에 작용해서 인슐린의 분비를 촉진한다.

당뇨병은 인슐린이 제 기능을 하지 못하는 질환으로, 인슐린이 적게 분비되거나 인슐린 저항성(인슐린이 충분히 있어도 포도당을 세포로 운반하는 기능을 못하는 것-옮긴이) 때문에 발생한다. 서양인은 인슐린 저항성이 원인인 경우가 많지만, 동양인은 인슐린의 분비 부족이 원인인 경우가 많다.

따라서 설폰요소제를 복용하면 인슐린이 적게 분비되는 사람은 혈당치가 개선된다. 하지만 당뇨병이 있는 사람은 오랜 시간에 걸처 췌장을 혹사시킨 결과 인슐린이 적게 분비되는 것이므로 췌장은 이미 과로 상태다. 쉬게 해줘도 모자랄 판에 채찍질을 하듯 췌장에 더욱 부담을 주는 것이 이러한 약들이다.

하지만 억지로 밀어붙이는 일은 오래 가지 않는 법이다. 설폰요소제는 처음에는 효과적이지만, 장기간 복용하면 효과가 점점 떨어져 결국 전혀 듣지 않을 수도 있다. 의사의 지시대로 칼로리를 제한하는 당뇨병식을 따르고 운동도 열심히 하는데, 혈당 조절은 점점 힘들어지고 설폰요소제의 양도 한 알에서 두 알, 세 알로 늘어나게 된다. 칼로리를 제한하는 당뇨병식은 당질을 많이 섭취하므로 식후 고혈당이 일어나 췌장에 부담을 주고, 설폰요소제로 췌장이 더욱 약해지는 악순환이 계속되기 때문이다.

즉 설폰요소제는 일시적인 효과에 지나지 않으며, 이후에는 더 나쁜 상황이 기다리고 있다.

또 다른 내복약으로 바이구아나이드제가 있다. 바이구아나이드제 중 펜포르민은 유산혈증이라는 부작용 때문에 한때는 거의 사용되지 않았다. 그러나 최근에는 유산혈증 부작용이 적은 염산메트폴민이나 염산부포민이 재인식되고 있다. 앞에서 이야기한 UKPDS 연구에서 염산메트폴민을 처방한 결과 비만 증상이 있는 2형 당뇨병 환자의 사망률이 감소했다는 결과가 나왔기 때문이다.

바이구아나이드제는 췌장에 직접 작용하는 것이 아니라 간에서 일어나는 당신생을 억제하고 말초조직에서 인슐린의 작용을 돕는다. 즉 설폰요소제처럼 췌장을 혹사시키지 않는다. 또한 단독으로 사용할 경우 저혈당을 일으킬 위험이 거의 없다.

하지만 바이구아나이드제는 부작용이 적은 대신 효과가 미미하다. 일본인의 하루 사용량이 미국이나 유럽의 절반에 불과하기 때문일 것이다.

또한 간이나 신장에 장애가 있는 사람은 바이구아나이드제를 사용하면 유산혈증이 일어날 수 있기 때문에 각별히 주의해야 한다. 심폐기능에 장애가 있는 사람이나 고령자도 신장의 잔여 기능(예비력)이 떨어질 수 있으므로 신중하게 복용하도록 한다.

알파 글루코시다제 억제제도 당뇨병 치료에 쓰이는 내복약이다. 녹말(전분) 같은 다당류는 알파 글루코시다제라는 소화효소의 작용으로 포도당 등의 단당류로 분해되어 체내로 흡수된다. 알파 글루코시다제 억제제는 이 효소의 작용을 막는 약의 총칭이다.

이 약도 췌장에 영향을 미치지 않는다는 장점이 있지만, 식후 고혈당을 억제하는 효과는 그렇게 크지 않다. 그리고 다당류의 분해를 늦추는 작용을 하므로 장에 당류가 남아 배에 가스가 차거나 설사를 하는 등 부작용이 생기기 쉽다.

알파 글루코시다제 억제제에는 글루코베이와 베이슨 등이 있는데, 글루코베이가 베이슨보다 효과가 좀 더 있는 만큼 부작용도 쉽게 나타난다.

이 외에도 인슐린 저항성 개선제가 있는데, 일본에서는 액토스라는 약이 시판되고 있다. 이것은 인슐린의 저항성을 개선하는 약으로 췌장에는 작용하지 않는다. 비만이나 대사증후군이 많고 기본적으로 인슐린 저항성이 있는 당뇨병 환자에게는 효과가 뛰어나다. 하지만 몸속에 수분을 쉽게 축적하므로 심부전증이 있는 환자는 사용할 수 없고, 몸이 붓거나 체중이 증가한다는 단점이 있다. 드물지만 간 기능 장애나 빈혈을 일으키기도 한다.

이처럼 당뇨병 치료에 쓰이는 내복약은 정도의 차이는 있지만 모두 문제를 안고 있다. 그중에서도 가장 많이 쓰이는 설폰요소제는 췌장에 큰 부담을 주기 때문에 당뇨병을 치료하는 데 근본적인 문제가 있다고 하겠다.

하지만 당질 제한식을 따른다면 이러한 약에 의지하지 않아도 식후 고혈당을 피할 수 있다. 특히 세 끼 모두 주식을 제한하는 슈퍼 당질 제한식을 실천할 경우 내복약은 전혀 필요 없다.

당질 제한식과 내복약

당뇨병을 치료하는 내복약에 대한 문제점들을 지적했지만, 나 역시 내복약을 완전히 부정하는 것은 아니다. 이는 환자의 상황에 맞게 유연하게 대처해야 할 문제이기 때문이다.

당질 제한식을 하면서 내복약을 제대로 쓰면 더 큰 효과를 보기도 한다. 예를 들어 당질 제한식의 기본 타입은 하루에 한 끼만 주식을 식사에 포함시킨다. 하루에 한 끼는 주식을 먹는 것이 현실적이라고 판단하고, 이것을 당질 제한식의 기본형으로 정했다.

다카오 병원에서는 당질 제한식의 기본형을 실천하는 환자에게 식후 고혈당을 피하기 위해 알파 글루코시다제 억제제인 글루코베이를 처방하는 경우가 있다. 알파 글루코시다제 억제제는 다카오 병원에서 비교적 사용 빈도가 높은 약이다.

이처럼 내복약은 당질 제한식의 효과를 더욱 높이는 데 도움이 되기도 한다. 내가 생각하는 내복약의 우선순위는 다음과 같다.

❶ 글루코베이 등의 알파 글루코시다제 억제제.
❷ 염산메트폴민 등의 바이구아나이드제.
❸ 글루패스트처럼 효과가 빨리 나타나는 인슐린 분비 촉진제. 췌장에 부담은 주지만 짧은 시간 안에 작용하고 끝나므로 권할 만하다.

중요한 것은 식후 고혈당을 피하는 것, 그리고 췌장에 부담을 주지 않는 것이다. 가장 현실적인 치료법은 우선 식후 고혈당을 일으키지 않도록 당질 제한식을 실행하고, 이것을 보완하는 방향으로 췌장에 부담이 적은 약을 사용하는 것이다.

당질 제한식의 열 가지 규칙

그러면 당질 제한식이 어떤 식사인지 구체적으로 알아보기로 하자. 우선 당질 제한식을 열 가지 규칙으로 간단하게 정리해보았다.

당질 제한식의 열 가지 규칙

❶ 어패류, 육류, 두부, 낫토, 치즈 등 단백질과 지방이 주성분인 식품은 듬뿍 먹어도 좋다.

❷ 당질, 특히 흰 빵, 흰쌀, 면류, 과자, 흰 설탕 등 정제된 당질은 철저하게 피한다.

❸ 주식을 먹을 때는 정제되지 않은 곡물(현미, 통밀 등을 말한다)이 좋다.

❹ 음료는 성분을 조정하지 않은 두유, 물, 보리차, 엽차 등이 좋다. 우유나 과일즙은 피한다.

❺ 당질 함유량이 적은 채소, 해조류, 버섯류는 적당량 먹어도 괜찮다. 과일은 최소한으로 그친다.

❻ 올리브오일이나 생선의 지방산(EPA, DHA)은 적극적으로 먹는다. 리놀산(여러 가지 식물성 기름에 함유되어 있는 불포화지방산)은 섭취량을 줄인다.

❼ 버터나 설탕을 사용하지 않은 마요네즈는 먹어도 괜찮다.

❽ 증류주(소주, 위스키, 브랜디 등)는 마셔도 괜찮지만, 양조주(맥주, 와인 등)는 피한다.

❾ 간식이나 술안주는 치즈나 견과류를 중심으로 적당량 먹는다. 과자류나 말린 과일은 먹지 않는다.

❿ 화학합성 첨가물이 함유되지 않은 식품을 선택한다.

당질 제한식은 간단하게 말하면 주식을 먹지 않는 식사, 반찬을 중심으로 한 식사다. 당질 제한식에서 가장 중요한 것은 당질이 많이 포함된 식품을 피하는 것이다. 책 뒷부분에 당질이 많이 포함된 식품을 표로 정리해 두었으므로 참고하길 바란다. 당질이 많은 식품을 기억하기는 어렵지 않을 것이다. 물론 주의할 점도 몇 가지 있다. 기본적인 주의 사항은 당질 제한식의 열 가지 규칙에 나와 있으며, 그 밖의 주의점이나 구체적인 식사 방법에 대해서는 뒤에서 자세히 설명할 것이다.

당질 제한식은 기존의 식사요법보다 실천하기가 편하기 때문에 즐겁게 식사를 할 수 있고 무엇보다 효과가 뛰어나다는 장점이 있다. 당뇨병이 있는 사람이라면 이 열 가지 규칙을 중심으로 꼭 실천해보기 바란다.

한편 당질 제한식은 고단백 식사이므로 신장 기능을 나타내는 크레아틴 수치가 올라갈 가능성이 있다(크레아틴 수치의 상승은 신장 기능의 저하를 나타낸다). 따라서 신장 기능에 장애가 있는 사람에게는 적합하지 않다. 또한 당질 제한식은 효과가 매우 크기 때문에 현재 인슐린이나 경구 혈당강하제를 쓰고 있는 사람은 저혈당이 올 수 있다. 따라서 이 경우는 반드시 의사와 상담한 뒤에 시작한다.

당질 제한식의 세 가지 타입

이번에는 당질 제한식의 기본적인 방법에 대해 알아보자.

당질 제한식에는 세 가지 타입이 있다.

① 기본형 당질 제한식

보통 '당질 제한식'이라고 간단하게 표현하는 경우는 기본형을 가리킨다. 당질 제한식의 기본형은 하루 세 끼 중에서 한 번(기본적으로 점심식사)만 당질을 섭취하고 나머지 두 끼는 당질을 제한하는 식사법이다. 당질을 섭취하는 것은 아침이든 점심이든 상관없지만, 저녁식사에서는 제외하는 편이 좋다.

저녁식사 후는 잠을 자기 때문에 온몸이 휴식을 취한다. 특히 포도당 소비가 많은 뇌도 잠을 자는 동안에는 거의 활동하지 않으므로, 수면 중에는 포도당이 소비되는 일이 별로 없다. 그런데 저녁

표2 당질 제한식의 세 가지 타입

❶ 기본형 당질 제한식
- 하루 세 끼 중 두 끼는 당질을 제한하고 한 끼만(저녁식사 이외) 주식을 먹는다(단, 현미처럼 혈당지수가 낮은 것).
- 칼로리 제한식에 비해 당뇨병, 다이어트에 효과가 뛰어나다.
- '슈퍼 당질 제한식' 보다 지속하기 쉽다.

❷ 슈퍼 당질 제한식
- 세 끼 전부 당질을 제한한다.
- 세 가지 타입의 당질 제한식 중 당뇨병, 다이어트에 가장 효과가 크다.

❸ 간단형 당질 제한식
- 세 끼 중 한 끼(기본적으로 저녁식사)만 당질을 제한한다.
- 가벼운 다이어트에 적합하다.
- 당뇨병이 있는 사람에게는 맞지 않다.

에 당질을 섭취하면 혈당은 상승하지만 포도당이 거의 소비되지 않기 때문에 고혈당 상태가 된다. 따라서 저녁에는 당질을 먹지 않는 편이 좋다.

당질 제한식의 원리를 생각하면 당질은 적게 섭취할수록 좋지만, 식사는 일상적인 일이라는 것을 감안하지 않을 수 없다. 즉 실생활과 동떨어진 식사요법은 실천하기도, 오래 지속하기도 어렵다. 당연한 얘기지만 오래 지속하지 않으면 식사요법은 효과가 없다.

특히 직장인은 아침과 저녁은 집에서 먹지만 점심은 외식을 하게 되는 경우가 많다. 집에서 식사를 할 때는 자신의 사정에 맞게 먹을 수 있지만, 밖에서는 뜻대로 되지 않는다. 따라서 당질 제한식의 기본형에서는 점심식사는 당질 섭취를 허용했다.

하지만 기본형이라도 효과가 약한 것은 아니다. 주식을 세 끼 다 먹는다면 식사를 할 때마다 식후 고혈당이 일어나겠지만, 기본형은 점심식사 후 하루 한 번으로 끝나기 때문에 치료 효과를 기대할 수 있다. 기본형 당질 제한식을 실천하면서 글루코베이나 유산소 운동으로 식후 고혈당을 피하는 방법도 있다. 이에 대해서는 뒤에서 설명하기로 한다.

② 슈퍼 당질 제한식

아침, 점심, 저녁 모두 당질을 제한하는 것이다. 나도 이 식사법을 실천하고 있다. 당질을 섭취하지 않으면 혈당치도 급격히 올라갈 일이 없으므로, 슈퍼 당질 제한식에서는 식후 고혈당이 한 번도 일어나지 않는다. 따라서 세 타입 중에서 치료 효과가 가장 높다.

슈퍼 당질 제한식은 시작하자마자 혈당치가 즉시 개선될 정도로 효과가 빠르지만, 실행하기가 조금 어려워 지속하기 힘든 단점이 있다. 물론 환자 중에는 슈퍼 당질 제한식이 완전히 몸에 배어 별 어려움 없이 계속해나가는 사람도 있다. 하지만 이 식사법이 힘든 사람은 기본형을 오래 지속하는 편이 낫다.

기본형을 오래 실천하다 보면 일시적으로 생활이 흐트러지는 경우도 있다. 예를 들어 회식이나 술자리가 늘어나 어쩔 수 없이 당질을 많이 먹게 되면 혈당치가 조절되지 않는다. 이럴 때는 일시적으로 슈퍼 당질 제한식을 실행하는 것이 좋다. 1, 2주 정도 슈퍼 당질 제한식을 계속하면 혈당치도 다시 개선되므로 이 방법을 잘 활용해보자.

③ 간단형 당질 제한식

하루 세 번의 식사 중에 한 번(기본적으로 저녁식사)만 당질을 제한하는 식사법이다. 이 식사법은 실행하기도 쉽고 다이어트에도 효과적이나 당뇨병 환자에게는 적합하지 않다. 당질을 하루에 2번 섭취하므로 식후 고혈당도 2번 일어나기 때문이다.

물론 다이어트에도 슈퍼 당질 제한식이 가장 효과가 있다. 당질을 섭취하지 않아 체지방이 쌓이기 쉬운 체질에서 체지방이 연소되기 쉬운 체질로 바뀌기 때문이다. 체질 변화는 다이어트에도 중요한 요소다. 다이어트에 당질 제한식을 이용하는 방법은 뒤에서 좀 더 자세히 다루기로 하겠다.

당질 제한식의 세 가지 타입을 정리해보자.

- 기본형 당질 제한식은 효과도 있고 실행하기도 편하다.
- 슈퍼 당질 제한식은 효과가 탁월하다.
- 간단형 당질 제한식은 다이어트 효과가 있다.

다이어트를 할 때도
슈퍼 당질 제한식부터!

당질 제한식은 원래 당뇨병 환자를 위한 식사지만 다이어트에도 적용할 수 있다.

살이 쉽게 찌는 것은 인슐린 스위치 때문이다. 인슐린이 추가로 분비되면 우리 몸속의 대사는 인슐린 스위치가 켜지면서 지방을 쉽게 축적하는 방향으로 향한다. 반면에 인슐린이 추가로 분비되지 않으면 인슐린 스위치는 켜지지 않고 체내의 대사는 지방을 쉽게 연소하는 방향으로 향한다. 그런데 인슐린 스위치를 켜는 것은 당질이므로, 당질을 섭취하지 않으면 자연히 우리 몸에는 체지방이 잘 쌓이지 않는다. 따라서 인슐린 스위치를 켜지 않는 당질 제한식은 살을 빼는 데 효과적일 수밖에 없다.

다이어트를 목적으로 하는 경우 당질 제한식을 효율적으로 이용하려면, 자신의 몸을 인슐린 스위치가 켜지지 않는 상태로 빨리 전

표 3 식사요법과 섭취량 비교(하루 총 섭취량 1,600kcal)

1600kcal	당질	지방	단백질
기본형 당질 제한식	약 30퍼센트	약 45퍼센트	약 25퍼센트
슈퍼 당질 제한식	약 12퍼센트	약 56퍼센트	약 32퍼센트
기존의 당뇨병식	약 55~60퍼센트	약 20~25퍼센트	약 20퍼센트

환해야 한다. 여기에 가장 적합한 식사법이 슈퍼 당질 제한식이다.

다이어트 목적으로 당질 제한식을 시작하는 사람은 먼저 슈퍼 당질 제한식부터 실행하는 것이 좋다. 그러면 지방이 쉽게 쌓이는 체질에서 쉽게 연소하는 체질로 바뀐다. 이것은 체중계가 확인해줄 것이다.

목표 체중을 달성하면 기본형이나 간단형으로 바꿔서 지방이 잘 축적되지 않는 체질을 유지하면 된다. 당뇨병이 없는 사람은 현미 채식과 생선 중심으로 식사를 해도 괜찮다. 이러한 식품은 혈당지수가 낮아 추가로 분비되는 인슐린의 양도 적기 때문이다.

- 다이어트를 하고 싶다면, 세 가지 타입의 당질 제한식을 잘 이용해서 살이 안 찌는 체질로 바꾼 다음, 혈당지수가 낮은 식품 위주로 식사를 하는 것이 무엇보다 좋은 방법이다.

당질 제한식의 효과와 안전성
-미국의 최신 연구

2007년 3월 미국 의학계의 권위 있는 잡지인 《JAMA》에 흥미로운 연구 논문이 발표되었다. 311명의 여성을 식단별로 네 그룹으로 나누고 1년간 체중이 어느 정도 감소했는지를 추적 조사한 것으로, 각 그룹의 식단은 다음과 같다.

- **1그룹** 저당질식(저당질식의 기본 원리는 당질 제한식과 같다)
- **2그룹** 단백질, 당질, 지방을 40 : 30 : 30의 비율로 섭취
- **3그룹** 고당질·저지방식
- **4그룹** 채식주의와 비슷한 식사. 단백질, 당질, 지방을 20 : 70 : 10의 비율로 섭취한다. 육류와 생선은 먹지 않지만 유제품이나 달걀노른자는 허용된다. 정제된 당질은 제한하며, 현미나 통밀빵을 주식으로 하고 채소나 과일을 먹는다.

네 그룹 중에서 지방 섭취량이 가장 낮다.

다이어트 효과를 가장 크게 본 그룹은 1그룹으로 4.7킬로그램이 감소했다. 그다음이 3그룹으로 2.6킬로그램 감소, 3위는 4그룹으로 2.2킬로그램 감소, 4위는 2그룹으로 1.6킬로그램 감소했다. 당질 제한식과 원리가 같은 저당질식의 체중 감소 효과가 가장 컸던 것이다.

2005년 같은 잡지에 실린 논문에서는 "고단백식은 고당질식에 비해 좋은 콜레스테롤을 늘리고 나쁜 콜레스테롤과 중성지방은 줄여 관상동맥 질환의 위험을 감소시킨다"고 밝히기도 했다.

2007년에 하버드 대학교의 마릭 박사 팀은 과거에 발표된 식사 요법 관련 논문을 모아 재검토한 뒤, 그 결과를 심혈관계 의학 잡지에 발표했다. 이 연구 결과는 그때까지 장려해왔던 고당질, 저지방 식사가 체중을 줄이고 관상동맥 질환의 위험을 낮춘다는 것을 부정하고 있었다. 반면에 이 연구를 통해 당질 제한식, 즉 저당질식은 단기적으로 볼 때 저지방식보다 체중 감량에 효과가 있다는 사실이 밝혀졌다.

이 연구 결과는 다카오 병원이 1999년부터 2007년까지 얻은 데이터와 일치한다. 다카오 병원에서 당질 제한식을 실시한 환자들은 비만과 혈당치가 개선되고 중성지방이 감소하며 좋은 콜레스테롤이 증가했다.

또한 미국 의학계는 당질 제한식의 장기적인 안전성에 대해서도 검토했다. 하버드 대학교의 연구팀은 《뉴잉글랜드 저널》(2006년 11월호)에 다음과 같은 내용의 논문을 발표했다.

"미국의 여성 간호사 82,802명을 20년간 추적 조사한 결과, 탄수화물(당질)은 적고 지방과 단백질은 많은 식사를 해도 관상동맥 질환의 위험성은 커지지 않았다."

이 같은 연구 결과는 당질 제한식의 장기 안전성에 대한 믿음을 심어주었다. 당질 제한식은 이러한 논문들 덕분에 더욱 힘을 얻고 있다.

참고로 《JAMA》에 실린 두 가지 논문과 마럭 박사팀의 논문은 일본 의학잡지 《치료》(2007년 7월호)에 인용되어 있다. 일본 의학계도 서서히 변하고 있는 것 같다.

칼럼
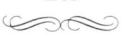

의사에게 이렇게 설명하라

당질 제한식은 지금까지 상식으로 생각해왔던 당뇨병 치료식과는 근본적으로 다르다. 이 때문에 환자 중에는 담당의사에게 당질 제한식을 하고 싶다는 말을 어떻게 꺼내야 할지 모르겠다는 사람이 많다. 어떤 사람은 일단 당질 제한식을 시작해놓고 담당의사에게 뭐라고 설명해야 할지 고민하기도 한다.

한번은 이런 일이 있었다. 당질 제한식을 배우고자 다카오 병원에 입원한 분이 있었는데, 당질 제한식을 시작한 뒤 혈당치가 크게 좋아졌다. 그동안 아침 점심 저녁 각 8단위씩 인슐린을 맞았는데, 입원하고 얼마 후에는 완전히 끊게 되었다. 효과가 좋았기 때문에 계속 치료를 받고 싶어했지만, 다른 지방에 사는 분이라 통원치료를 받을 수 없었다. 대신 6개월에 한 번씩 다카오 병원을 방문하고, 보통 때는 집 근처에 있는 병원에서 치료받기로 했다.

그런데 그 환자가 담당의사에게 어떻게 설명해야 할지 모르겠다는 것이다. 그래서 내가 소개장을 써주었다. 일본에서는 당질을 제한하는 식사요법이 일반적이지 않지만 미국이나 유럽에서는 이미 보편화되었다고 설명한 뒤, 다카오 병원에서는 서구보다 더 철저한 연구를 거쳐 당질 제한식을 추진하고 있다고 적었다.

다짜고짜 당질 제한식 이야기부터 꺼내면 '말도 안 된다'는 반응을 보이는 의사들이 많다. 지금까지 상식으로 여겨왔던 당뇨병 치료와는 너무나 다르기 때문이다. 하지만 서양에서는 당질 관리식이 널리 알려졌음을 설명한 뒤 다카오 병원의 당질 제한식이 그 연장선에 있다고 설명하면, 의사들은 대부분 무시하지 못한다. 그래서 나는 항상 이런 방법으로 설명을 한다. 다행히 소개장이 효과가 있었는지 그 담당의사는 납득을 해주었다.

실제로 이러한 설명 방식은 상당히 효과적이다. 어떤 환자는 나에게 들은 대로 설명을 했더니, 담당의사가 관심을 보이며 책을 보여달라고 했다고 한다.

최근 들어 미국과 유럽의 여러 의학 잡지에 "지방을 제한하는 것은 당뇨병에 효과가 없다"는 내용의 논문이 계속 발표되고 있다. 이러한 영향 때문인지 일본의 의학계에서도 당뇨병에 지방이 나쁘다는 설이 흔들리기 시작했다. 따라서 의학 선진국의 상황을 곁들여 잘 설명한다면, 담당의사도 당질 제한식을 충분히 이해할 것이다.

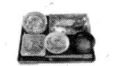
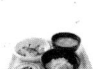

2

당뇨병 치료에 도움이 되는 지식

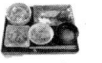

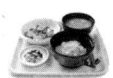

이 장에서는 포도당 스파이크, 당질 섭취 기준, 내복약 사용법, 운동요법 등
당질 제한식을 더욱 효과적이고 수월하게 실행하는 데
도움이 될 만한 이야기를 해보고자 한다.

위험한 '포도당 스파이크'

포도당 스파이크(glucose spike)라는 말이 있다. 전 세계의 당뇨병 전문의들이 쓰는 개념으로, 당뇨병 환자나 당뇨병 예비군이라면 반드시 알아두어야 할 용어다.

포도당 스파이크는 공복 시 혈당치와 식후 혈당치의 차이가 큰 것을 의미하는데, 이 값이 클수록 우리 몸의 혈관은 쉽게 손상된다. 따라서 포도당 스파이크는 식후 고혈당만큼이나 위험하다.

식후 고혈당의 위험은 앞에서 소개한 UKPDS 연구에서 이미 밝혀졌다. 1998년에 첫 번째 결과가 보고되면서 식후 고혈당은 세계적으로 주목을 받게 되었다. 일본에서도 식후 고혈당의 위험을 밝힌 연구가 있었는데, 그중 하나가 '구마모토 스터디'다.

구마모토 스터디에서는 공복 시 혈당치는 높지만 식후 혈당치는 그다지 높지 않은 공복 혈당 장애가 있는 사람과 반대로 공복 시 혈당치는 높지 않지만 식후 혈당치가 높은 내당능 장애가 있는 사람을 역학적으로 비교했다(공복 혈당 장애와 내당능 장애는 당뇨병의 전 단계로 경계형 또는 당뇨병 예비군으로 표현한다-옮긴이). 두 그룹을 5년 동안 추적 조사한 결과, 식후 혈당치가 높지 않은 쪽은 심근경색을 일으키는 비율이 정상인에 가까웠으나, 식후 고혈당이 있는 쪽은 당뇨병과 비슷한 비율로 심근경색을 일으켰다.

또 다른 연구에서는 식후 고혈당 타입의 경계형 중에서도 식후 혈당치가 더 높은 사람일수록 위험하다는 사실이 밝혀졌다.

이처럼 식후 고혈당은 당뇨병의 합병증을 일으키는 위험 인자로, 포도당 스파이크는 이 식후 고혈당의 위험을 더욱 구체적으로 나타낸 말이다.

스파이크(spike)란 야구나 육상경기를 할 때 미끄러지지 않도록 운동화 바닥에 뾰족하게 박는 징을 말한다. 포도당 스파이크는 혈당치가 급격하게 상승하는 모습이 이 스파이크와 비슷하다고 해서 붙인 이름이다. 공복 시 혈당치와 식후 혈당치의 차이가 커서 포도당 스파이크 상태가 될 때는 혈관 내벽이 쉽게 상처를 입는다. 즉 식후 고혈당보다 공복 시 혈당치와 식후 혈당치의 차이가 큰 쪽이 더 위험한 것이다.

이 사실은 동물실험을 통해 이미 증명되었다. 당뇨병에 걸린 실험용 흰쥐를 두 그룹으로 나눈 다음, 한 그룹은 24시간 내내 조금씩 먹이를 주어 혈당치를 계속 250~300으로 유지시키고, 또 한 그룹은 공복 때는 혈당치를 100으로 유지시키고 식후에는 250이 되도록 했다. 그 결과 놀랍게도 고혈당을 계속 유지한 그룹보다 식후에만 혈당이 상승한 그룹이 대혈관 장애를 훨씬 많이 일으켰다. 이것은 같은 식후 고혈당이라도 혈당치의 변화가 큰 쪽, 즉 포도당 스파이크가 큰 쪽이 손상을 더 받는다는 의미다. 물론 식후 혈당치가 급격하게 올라간 것은 대량의 당질을 섭취했기 때문이다.

- 당질을 섭취한 뒤 나타나는 포도당 스파이크는 위험하다.

이 사실을 반드시 기억하기 바란다.

현대인의 위험한 식습관 - 미니 스파이크

 그런데 고혈당보다 혈당이 급격하게 상승하는 쪽이 더 위험한 이유는 무엇일까? 만약 혈당 자체가 혈관의 벽을 헐게 한다면, 혈당치의 차이가 크든 작든 고혈당일 경우 똑같이 혈관이 손상되어야 할 것이다.
 여기에 대해서는 명확한 이론이 확립되어 있지 않다. 하지만 한 가지 가능성은 '항상성'의 문제다. 인간을 포함해서 모든 동물은 체내를 일정한 상태로 유지하려는 성질이 있는데, 이것을 항상성(恒常性)이라고 한다. 항상성 때문에 우리는 체내의 상황이 급격하게 변하면 심각한 거부감을 느낀다.
 예를 들어 혈압이 급격하게 떨어지거나 올라가면 괴로움을 느끼거나 심할 때는 정신을 잃기도 한다. 이것은 일정한 상태에서 벗어나는 것을 우리 몸이 거부하고 있다는 표시다. 한때 고혈압 치료제로 니페디핀이라는 약이 하루에 세 번 처방된 적이 있었다. 하지만 얼마 후에 이 약을 사용하면 심장병이 악화된다는 사실이 밝혀졌다. 니페디핀을 투여하면 혈압이 급격히 떨어지는데, 이 약을 자주 사용하면 혈압이 하루에도 몇 번씩 크게 변동해 심장병을 악화시켰던 것이다. 그 후로는 혈압을 급격히 떨어뜨리는 약 대신 24시간 동안 서서히 효과를 나타내는 약을 하루에 한 번 처방한다.

천식도 비슷한 예가 있었다. 천식발작을 일으켰을 때 흡입하면 즉시 기관을 넓혀주는 약은 오래 사용하면 오히려 천식이 악화되는 경우가 있었다. 지금은 기관을 갑자기 확장하지 않고 12시간 동안 작용해서 기관지가 수축하지 않도록 도와주는 약을 사용한다.

이처럼 고혈압이나 천식을 치료할 때는 서서히 안정적으로 작용하는 약을 사용하며, 효과가 급격하게 나타나는 약은 긴급한 경우에만 처방하게 되었다. 여기서 알 수 있는 것은 항상성이 흐트러지는 상황은 우리 몸에 큰 부담을 준다는 사실이다.

혈당치도 마찬가지다. 2형 당뇨병이라도 당질을 적게 섭취하면 혈당치의 격차가 적기 때문에 대사의 항상성은 거의 유지된다. 그러나 당뇨병이 있는 사람이 당질을 섭취하면 혈당치가 급격하게 상승해서(포도당 스파이크) 혈관 내의 항상성이 깨지므로 대혈관에 동맥경화를 일으킬 수 있다.

그렇다면 혈당치의 격차가 적을 경우에는 몸에 해가 없을까?

당뇨병이 없는 사람이라도 당질을 섭취하면 반드시 혈당치가 올라간다. GI(혈당지수)가 높은 식품을 먹을수록 혈당치의 격차는 커지는데, 이러한 변동 역시 우리 몸에 좋을 것이 없다. 혈당치의 변동이 클 때 우리 몸이 위험하다면, 작은 변동도 해로울 가능성이 있을 것이다.

나는 혈당치의 변동은 작을수록 좋다는 생각으로 미니 스파이크(mini spike)라는 말을 만들어냈다. 미니 스파이크란 혈당치의 변동이 포도당 스파이크라고 부를 수 없을 정도로 작은 경우를 말한다.

예를 들어 현미를 먹었을 때와 흰쌀(또는 흰 빵)을 먹었을 때의 혈당치 차이는 정상인이라도 다르게 나타난다. GI는 현미가 50, 흰쌀이 70, 흰 빵이 100이다. 현미와 흰 빵을 비교하면 혈당치가 올라가는 정도가 2배나 차이 나므로, 미스 스파이크의 크기도 2배나 차이 나는 셈이다.

현대인은 평소에 늘 혈당지수가 높은 식품을 먹고 있다. 이 때문에 미니 스파이크도 일상적으로 일어난다. 그림 2는 정상인이 흰쌀을 먹었을 때와 불고기를 먹었을 때의 혈당치 변화를 살펴본 것이다. 흰쌀을 먹었을 때는 미니 스파이크가 나타나지만 불고기를 먹었을 때는 전혀 보이지 않는다.

나는 이 미니 스파이크야말로 생활습관병의 근본 원인이며, 대사증후군이나 알레르기 질환의 주범이라고 생각한다.

그림 2 정상인의 식후 혈당치 비교(흰쌀과 불고기)

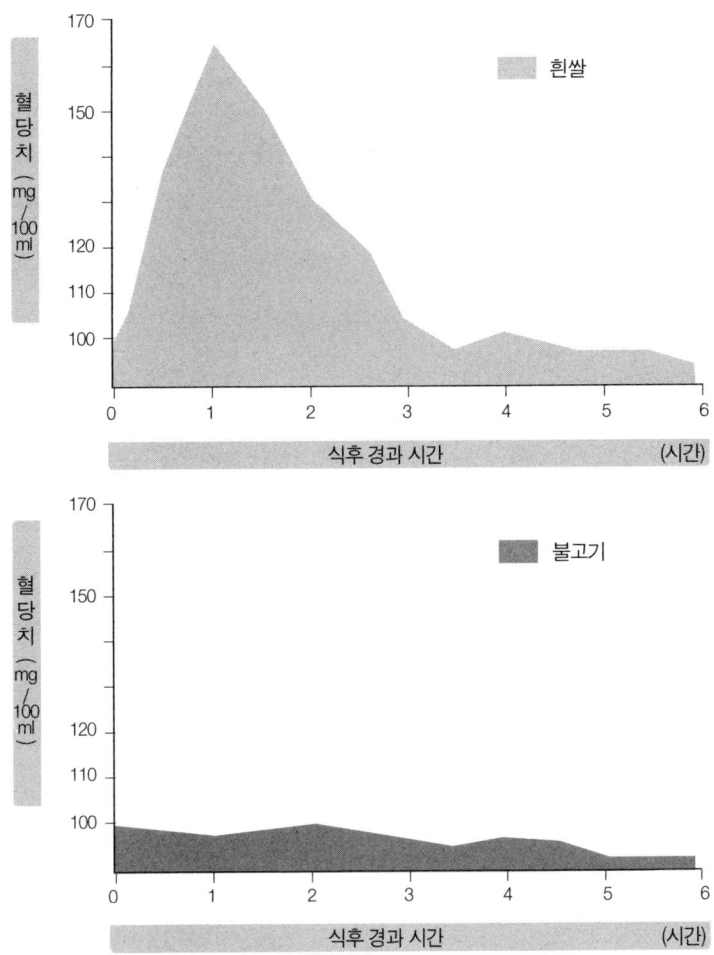

작성 : 가마쿠라 여자대학교 나루세 우헤 박사

미니 스파이크는 현미채식의 효과를 이론적으로 뒷받침한다

일본에서는 현미채식이 널리 알려져 있다. 현미와 채소만으로는 DHA와 비타민 B_{12}가 부족하기 때문에, 보통 현미채식이라고 하면 생선을 포함시킨 식사를 말한다. 서양에서도 이와 비슷한 식사가 건강에 좋다고 알려지면서 주목을 받고 있다.

그런데 지금까지는 이러한 식사가 왜 우리 몸에 좋은지 설명해줄 명확한 이론이 정립되지 않았다. 칼로리가 적기 때문에, 섬유질이 많아서, 미네랄이 풍부하기 때문에 등등 의견만 분분할 뿐 납득이 가도록 설명할 수 없었다. 이러한 이유라면 정미할 때 나오는 쌀겨를 흰쌀에 얹어 먹어도 마찬가지라는 반론이 가능하기 때문이다.

따라서 지금까지는 현미채식을 하면 몸 상태가 좋아진다는 것을 경험적으로 알 뿐이었다. 다카오 병원에서도 1984년부터 현미채식을 시작했기 때문에 나도 경험으로는 알고 있었지만, 논리적인 근거가 있었던 것은 아니다.

그런데 미스 스파이크를 연구하던 중 이 이론으로 현미채식의 효과를 과학적으로 설명할 수 있겠다는 생각이 스쳤다.

현대인은 정제된 탄수화물을 대량으로 섭취한다. 흰쌀의 GI는 70, 흰 빵은 100이나 되기 때문에, 정제된 탄수화물을 계속 섭취하면 일상적으로 미스 스파이크를 일으켜 체내의 항상성이 계속 흔들린다. 항상성의 기능이 무너지면 당뇨병이 되고, 겉으로는 정상으로 보이는 사람이라도 대사기능에 부담을 주어 결국은 생활습관병이 생길 수 있다.

현미채식은 GI가 낮은 식품을 먹는 식사다. 따라서 현미채식을 계속하면 미니 스파이크가 적다. 이것이 바로 현미채식이 건강에 좋은 이유다.

미니 스파이크가 일어나면 그때마다 췌장에서 인슐린이 분비된다. 그런데 이 인슐린은 비만 호르몬으로, 고인슐린혈증은 대사증후군을 일으킨다. 즉 미니 스파이크가 클수록 인슐린의 분비량이 늘어나 대사 균형을 크게 뒤흔들기 때문에 생활습관병이 일어나기 쉬운 환경이 되는 것이다. 하지만 현미채식은 흰쌀을 먹는 것보다 미니 스파이크가 적어 대사 균형을 무너뜨릴 위험도 적다.

이러한 해석은 현미채식과 유사한 모든 식사에 적용할 수 있다. 마크로비오틱(Macrobiotic: 원래는 생명을 통째로 섭취한다는 의미. 식재료와 조리법의 균형을 고려한 식사법으로, 현미를 주식으로 하고 채소나 해조류, 콩 등을 부식으로 한다―옮긴이)에서도 정제되지 않은 곡물을 장려하며, 거슨요법(암 식사요법으로, 동물성 식품을 엄격하게 제한하면서 신선한 채소와 과일을 대량으로 먹는다―옮긴이)도 과일과 채소, 정제되지 않은 탄수화물을 중심으로 하는 식사이므로 미니 스파이크가 적다.

- 정제된 탄수화물을 제한하는 식사가 우리 몸에 좋은 것은 미니 스파이크가 적기 때문이다.

정제된 탄수화물을 대량으로 섭취하는 현대인은 미니 스파이크로 인한 위험 부담을 안은 채 살아가고 있다. 정제된 탄수화물을 매일 먹을 경우 우리 몸속에는 보이지 않는 미니 스파이크의 상처를 계속 내고 있는 것이다. 따라서 하루라도 빨리 스파이크가 적은 식생활로 전환해서 생활습관병을 예방해야 한다.

우리 몸의 주 에너지원은 지방이다

우리 몸의 에너지원은 당질과 지방이며, 그중에서도 주 에너지원은 지방이다. 생리학 교과서에서는 이렇게 설명하고 있다.

"인간은 포도당으로 지방을 태워서 살아간다."

포도당은 불씨이고, 지방은 연료라는 말이다.

우리 몸에 축적되는 에너지는 지방과 글리코겐으로, 글리코겐은 포도당의 집합체다. 예를 들어 체중 50킬로그램, 체지방률 20퍼센트인 사람은 지방이 10킬로그램, 글리코겐이 250그램 축적되어 있다. 이것을 칼로리로 환산하면 지방은 9만 kcal, 글리코겐은 1,000kcal로 지방이 가지고 있는 에너지가 압도적으로(글리코겐의 약 90배) 많다.

만약 글리코겐만 에너지원으로 사용한다면 인간은 아주 짧은 시간 안에 에너지를 다 쓰게 된다. 운동을 할 경우 한두 시간밖에 견디지 못할 것이다. 하지만 지방을 제대로 사용하면 물만 마시고도 한두 달은 살아갈 수 있다. 이것만 봐도 인간의 주 에너지원은 지방이라는 사실을 알 수 있다.

또한 글리코겐과 지방은 쓰임새가 다르다. 우리 몸은 대체로 운동을 할 때와 혈당치가 올라가 인슐린이 추가로 분비될 때만 포도당을 사용한다. 그 외에는 지방을 사용해서 살아가고 있다. 즉 글리코겐은 비상시에 쓰는 에너지원이며, 주 에너지원은 지방이다. 따라서 글리코겐은 지방에 비해 아주 적은 양밖에 축적되지 않는다.

세포가 활동할 때 사용하는 에너지는 세포 내의 미토콘드리아가 만들어낸다. 미토콘드리아 속에는 TCA회로가 작동하고 있는데, 이 회로의 출발점이 되는 물질인 옥살아세트산은 포도당을 분해하는 과정에서 만들어진다. 즉 미토콘드리아는 포도당에서 만들어지는 옥살아세트산을 출발점으로 해서 지방을 주원료로 세포의 활동에 필요한 에너지를 만들어낸다.

자동차 엔진에 비유하면 이렇다. 배터리와 셀모터(시동모터)의 역할을 하는 포도당이 점화 플러그에 불을 붙이면, 연료 역할을 하는 지방이 연소되어 엔진이 움직인다. 포도당으로 지방을 태우는 것이다. 포도당과 지방의 역할을 정리하면 다음과 같다.

- 포도당은 비상시에 사용하는 에너지원이며, 에너지를 점화하는 불꽃이다.
- 지방은 우리 몸의 주 에너지원이다.

그런데 현대인은 당질을 지나치게 많이 섭취하고 있다. 특히 정제된 탄수화물을 섭취하면 당질이 너무 빨리 흡수되는 바람에 혈당치가 급상승한다. 자연히 포도당을 연소하는 시스템이 혹사당하게 된다. 비상시에 작동해야 할 시스템이 무리하게 움직이는 것이다.

최근 들어 당뇨병을 비롯한 생활습관병이 급격하게 늘어난 것은 식생활이 우리 몸에 무리를 주고 있음을 보여주는 증거라고 생각한다.

당질 1그램으로 혈당치는 3mg/dl 올라간다

당질 제한식은 식사에서 섭취하는 당질의 양을 억제하는 식사요법이다. 당질을 제한하는 것은 혈당치를 올리는 주요인이 당질이기 때문이다. 하지만 식단에서 당질을 완전히 배제하는 것은 현실적으로 무리다. 당뇨병에 안 좋다는 이유로 당질에 지나치게 예민해지면 오히려 악영향만 나타난다.

그렇다면 식사에서 당질을 어느 정도까지 허용할 수 있을까? 기억해두면 편리한 기준이 한 가지 있다.

- 2형 당뇨병 환자가 당질을 1그램 먹으면 혈당치는 보통 약 3mg/dl 올라간다.

예를 들어 간식으로 땅콩 한 봉지를 뜯어 3분의 1 정도 먹었다고 하자. 성분 표시를 보니 '100그램 중에 당질 15그램'이라고 쓰여 있다. 그러면 이런 식으로 혈당치의 변화를 가늠할 수 있다.

"땅콩 한 봉지가 100그램이니까, 전부 먹으면 혈당치가 45mg/dl 정도 올라가겠군. 실제로 먹은 것은 3분의 1이니까 혈당은 15mg/dl 정도 올라가고. 음, 이 정도면 괜찮겠어."

식품에는 대부분 당질의 양이 표시되어 있으므로, 자신이 먹은 양이 어느 정도 혈당치를 높이는지 간단하게 계산할 수 있다. 물론 어디까지나 어림잡은 수치이므로 정확히 맞아떨어지지는 않겠지만, 식사를 할 때마다 일일이 혈당치를 잴 수는 없는 만큼 상당히 편리한 방법이다.

1형 당뇨병의 경우는 당질 1그램을 섭취하면 혈당치는 약 5mg/dl 상승한다. 이것만 알아두면 자신이 먹을 분량을 대충 파악할 수 있어 먹을 때마다 걱정부터 앞서는 일은 없을 것이다.

혈당지수보다 당질의 절대량이 중요하다

앞에서도 이야기했듯이 GI(혈당지수)는 당뇨병 환자에게는 통하지 않는다. 물론 당뇨병 환자라도 GI가 낮은 식품이 혈당치가 적게 올라가므로 GI에도 어느 정도 의미는 있다. 하지만 이것을 과신하면 자신도 모르는 사이에 식후 혈당치가 크게 올라가게 된다.

이 외에도 GI에는 여러 가지 문제점이 있다. 우선 현재 알려져 있는 GI는 서양인을 기준으로 한 것이다. 서양인과 동양인은 본질적인 차이도 있고 식생활도 다르다. 따라서 GI 표에 나타난 수치를 그대로 믿을 필요는 없다.

또한 GI 표에는 기준 식품을 포도당으로 한 것과 흰 빵으로 한 것이 있는데, 기준이 다르기 때문에 같은 식품이라도 GI가 다르게 나타난다.

또 한 가지 문제점은 식품의 조합에 따라서도 GI가 달라질 수 있다는 것이다. GI는 그 식품만 단독으로 먹었을 때 적용된다. 우리가 보통 식사를 할 때는 여러 가지 식품을 같이 먹기 때문에 혈당치가 GI 수치대로 올라가리라는 보장이 없다.

하지만 당뇨병이 없는 사람이라면 포도당(또는 미니) 스파이크를 피하는 데 GI를 참고할 수 있다. 물론 GI를 과신해서는 안 된다. 아무리 GI가 낮은 식품이라도 지나치게 많이 먹으면 그만큼 인슐린이 더 필요해진다. 이 때문에 저인슐린 다이어트(GI가 낮은 식품으로 체중을 감량하는 다이어트 방법)는 실패하는 경우가 많다.

따라서 GI는 참고로만 하고 당질의 절대량을 기준으로 하는 것이 좋다. 특히 당뇨병이 있는 사람은 이것을 명심하도록 한다.

- GI보다 당질의 절대량이 중요하다.

식사로 섭취한 당질의 절대량을 파악하면, 2형 당뇨병은 "당질 1그램으로 혈당치가 약 3mg/dl 상승한다"는 기준을 사용해 혈당치 변화를 예측할 수 있다. 1형 당뇨병이라면 "당질 1그램으로 혈당치가 약 5mg/dl 상승한다"는 기준을 사용한다.

기본형 당질 제한식의 효과를
더욱 높이는 방법

　기본형 당질 제한식을 꾸준히 실천하면 혈당치가 안정되어 당화혈색소 같은 지표가 눈에 띄게 개선된다. 하지만 하루에 한 번은 당질을 섭취하기 때문에 식후 고혈당도 하루에 한 번 일어난다. 그렇다면 이 한 번의 식후 고혈당도 피할 수 있는 방법이 없을까?

　다카오 병원에서는 교육 입원한 환자들이 퇴원 후 기본형 당질 제한식을 계속하더라도 식후 고혈당을 억제할 수 있도록 다음과 같은 방법을 쓰고 있다.

　환자가 입원을 하면 먼저 슈퍼 당질 제한식을 시작한다. 혈당치가 안정되면 점심에만 현미 110그램을 먹는 기본형으로 전환한다. 단, 이때는 글루코베이를 복용하면서 식후 혈당치를 지켜본다.

　글루코베이는 당질의 흡수를 늦추는 약으로 식후 고혈당을 억제해준다. 하지만 환자마다 효과가 다르기 때문에 현미 110그램의 당질을 섭취했을 때 글루코베이가 그 환자에게 어느 정도 듣는지를 확인해야 한다. 이때 기준이 되는 것은 식사 2시간 후의 혈당치가 180 미만이냐 아니냐 하는 것이다. 180 미만이라면 합병증이 적다고 본다.

글루코베이의 효과가 나타나 식사 2시간 후의 혈당치가 180 미만일 경우는 기본형 당질 제한식을 해도 점심식사 후의 포도당 스파이크가 억제된다. 혈당치가 180을 넘는 경우는 다음 날 점심시간에 글루패스트도 같이 복용하고 식후 혈당치를 지켜본다.

환자에 따라서는 글루코베이만으로 효과를 보기도 하고 글루패스트까지 복용하는 경우도 있다. 글루코베이를 복용한 후 배에 가스가 찬다면 글루패스트만 복용하기도 한다.

점심 때 먹는 현미의 양도 혈당치에 맞게 90그램, 110그램, 150그램 등으로 적정량을 조절한다.

이처럼 교육 입원 기간에는 현미의 적정량을 알아내고, 글루코베이나 글루패스트 등을 사용해서 기본형 당질 제한식을 계속하더라도 식후 고혈당이 억제되도록 미리 손을 써둔다.

이 방법은 입원해서 진행하는 것이 가장 좋지만 집에서도 가능하다. 최근에는 혈당치 자가 측정기를 손쉽게 구입할 수 있으므로, 당질을 섭취했을 때 글루코베이 같은 내복약이 어느 정도 효과가 있는지 직접 확인할 수 있다.

글루코베이는 의사와 상담하여 처방받으면 된다. 예를 들어 공복 시 혈당치는 크게 높지 않고 식사 2시간 후 혈당치가 200을 넘는 당뇨병 환자에게는 글루코베이가 적절하다.

글루코베이를 추천하는 것은 이 약이 췌장의 기능과 관계가 없기 때문이다. 글루코베이는 녹말 등의 다당류를 포도당으로 분해하는 효소의 작용을 방해한다. 혈당치는 분해된 포도당이 소장에서 혈관 속으로 들어가야 높아지므로, 포도당으로 천천히 분해되면 혈당치가 급격하게 상승하는 일도 없다.

기본형 당질 제한식은 식후 고혈당이 하루에 한 번만 일어나기 때문에 이것만으로도 당뇨병 증세는 개선된다. 하지만 한 번이라도 식후 고혈당에 의한 포도당 스파이크는 피하는 것이 좋다. 글루코베이를 적절히 사용해서 식후 고혈당을 억제할 수 있다면 기본형 당질 제한식의 효과는 한층 높아질 것이다.

식후 30분 운동의 효과

당질 제한식을 하는 경우, 특히 세 끼 모두 당질을 제한하는 슈퍼 당질 제한식은 기본적으로 운동을 따로 할 필요가 없다. 물론 기본형 당질 제한식도 대부분은 특별한 운동 없이 혈당 조절이 가능하다. 하지만 기본형의 경우 하루에 한 번은 당질을 섭취하므로 이때는 포도당 스파이크가 일어난다.

앞에서도 이야기했듯이 다카오 병원에서는 교육 입원한 환자가 퇴원 후에도 기본형 당질 제한식을 할 경우에 대비해, 글루코베이 등의 약제를 사용해서 식후 고혈당을 억제하는 방법을 지도한다. 집에서 당질 제한식을 시작하는 사람도 혈당치 자가 측정기를 사용하면 같은 방법으로 식후 고혈당을 피할 수 있다.

그러나 그중에는 약을 복용하기 싫어하는 사람도 있고, 약 먹는 것을 깜박 잊고 거를 때도 있다. 이런 사람들한테 도움이 되는 것이 바로 운동이다. 걷기 같은 유산소 운동을 적절히 활용하면 글루코베이 같은 약을 대신할 수도 있다.

보통 식사(당질 섭취)를 시작하면 혈당치가 빠르게 올라가다가 30~60분이 지나면 최고치에 달한다. 그런데 이때 유산소 운동을 30분 정도 하면 식후 고혈당을 억제할 수 있다. 개인차는 있겠지만 일반적으로 60~80mg/dl 정도 낮아진다.

즉 글루코베이를 복용하는 대신 식사를 시작하고 30분 후에 30분 정도 유산소 운동을 해도 비슷한 효과를 얻을 수 있다. 격렬한 운동을 할 필요는 없다. 2~3킬로미터 산책하는 것으로 충분하다.

- 식사를 시작하고 30분 후에 30분 동안 유산소 운동을 한다.

약을 싫어하거나 가끔 약 먹는 것을 잊어버리는 사람이라면 이 방법을 활용하자. 식후 고혈당을 억제하는 데 도움이 될 것이다. 슈퍼 당질 제한식을 하고 있는데 이따금 밥이나 스파게티, 우동 생각이 간절하다면 이 방법으로 당질로 인한 영향을 줄이면 된다.

표 4 유산소 운동과 무산소 운동

○ 유산소 운동 : 걷기, 조깅, 천천히 수영하기, 자전거 타기, 에어로빅 등
● 무산소 운동 : 근육 트레이닝, 단거리 달리기 등

이와는 반대로 점심으로 당질을 섭취하고 식후에 산책을 하는 사람도 있을 것이다. 비나 눈 때문에 산책을 할 수 없는 경우에는 그날만 점심식사에서 당질을 제외시키거나, 글루코베이를 식전에 복용해서 식후 고혈당을 막는 방법도 있다.

이처럼 유산소 운동을 적절하게 활용하면 당질 제한식을 더 효과적이고 편하게 수행할 수 있다(단, 비만이거나 인슐린 기초 분비 저하인 사람은 운동 효과가 잘 나타나지 않는다).

운동과 당질 제한식

당뇨병의 운동 치료는 두 가지 효과가 있다.

첫째는 급성 효과(急性效果)다. 운동을 하면 근육이 혈액 속의 포도당을 활발하게 이용하게 되어 혈당치가 내려간다. 하지만 혈당치가 내려가는 것은 운동으로 에너지가 소비되었기 때문이 아니다.

우리 몸의 세포에는 GLUT(glucose transporter)라는 포도당 수송체가 있다. 그중에서 운동할 때 사용하는 골격근이나 심장근 속의 GLUT4는 보통 때는 세포 속에 숨어 있다가 운동을 하면 표면으로 나와 포도당이 세포 속으로 들어가는 것을 돕는다. 게다가 운동을 하면 근육의 모세혈관을 통과하는 혈액의 양이 늘어나게 되어 근육의 세포도 그만큼 혈당을 많이 받아들인다. 이 때문에 운동을 하면 혈당치가 내려가는 것이다.

급성 효과가 특히 좋은 것은 인슐린이 추가로 분비되지 않고도 포도당을 이용할 수 있다는 점이다. GLUT4는 운동을 할 때뿐 아니라 인슐린이 추가로 분비될 때도 세포 표면으로 나온다. 운동을 할 때와 인슐린이 추가로 분비될 때 같은 일이 일어나므로, 운동을 하면 인슐린이 추가로 분비될 필요가 없다. 즉 운동을 하면 혈당치가 떨어질 뿐 아니라 췌장도 휴식을 취할 수 있다.

급성 효과를 가장 잘 활용하는 방법은 앞에서도 이야기했듯이 당질 섭취 30분 후 30분간 운동을 하는 것이다. 이론적으로는 식사에 관계없이 "혈당치가 올라갈 때 30분간 산책을 하면 혈당치는 60~80mg/dl 떨어진다"고 한다. 하지만 혈당치가 올라가는 것은 보통 당질을 섭취한 후이므로, 식사하고 30분 후에 운동하는 것이 적당하다.

단, 운동에 의한 급성 효과는 혈당치를 관리할 수 있고 대사가 어느 정도 조절될 때 기대할 수 있다. 인슐린의 기초 분비가 어느 정도 유지되지 않으면, 운동이 인슐린의 추가 분비를 대신할 수 없기 때문이다. 또한 당뇨병이 심각하게 진행된 사람이 운동을 하면 오히려 혈당치가 올라갈 수도 있다. 이런 경우는 운동을 금해야 한다.

운동으로 기대할 수 있는 또 한 가지 효과는 인슐린 저항성이 개선되는 점이다. 이것을 만성 효과라고 하는데, 일본당뇨병학회에서는 1회당 15~30분의 운동을 하루 2회, 주 3회 이상 하고, 운동량은 만보 걷기 정도인 160~240kcal를 소비해야 만성 효과를 기대할 수 있다고 밝혔다.

그렇다면 무산소 운동보다 유산소 운동이 효과가 좋은 이유는 무엇일까?

급성 효과를 기대할 경우 무산소 운동처럼 강도 높은 운동을 하면, 글루카곤이나 카테콜아민처럼 인슐린과 반대 작용을 하는 호르몬의 분비량도 늘기 때문에 오히려 혈당치가 올라갈 수 있다. 따라서 급성 효과로 식후 혈당치를 낮추려면 무산소 운동보다 유산소 운동이 효과적이다.

유산소 운동과 무산소 운동은 만성 효과에서도 차이가 난다. 장거리 달리기 선수와 역도 선수, 특별히 운동을 하지 않는 사람, 이렇게 세 집단을 대상으로 근육세포의 인슐린 민감성을 비교한 결과, 역도 선수와 운동하지 않는 사람은 근육세포 자체의 인슐린 민감성이 거의 같았지만 장거리 달리기 선수는 두드러지게 높았다. 이것은 유산소 운동을 할 때가 무산소 운동을 할 때보다 인슐린의 작용이 좋아진다는 것을 뜻한다. 물론 무산소 운동을 하는 역도 선수도 근육의 양이 많으므로 몸 전체로 봤을 때 운동을 하지 않는 사람보다는 인슐린 민감성이 높다.

운동 치료의 효과에 대해 정리해보자.

- 운동을 하면 급성 효과로 혈당치가 내려간다.
- 운동을 하면 만성 효과로 인슐린의 작용이 좋아진다.
- 급성 효과나 만성 효과는 모두 무산소 운동보다 유산소 운동을 할 때 더

높게 나타난다.

운동의 효과는 해외 연구에서도 확인할 수 있다. 예를 들어 당뇨병 예비군에게 식사요법 또는 운동요법을 지도하고 6년 후에 당뇨병 발병률을 조사했더니, 식사요법을 하는 경우는 31퍼센트, 운동요법을 하는 경우는 46퍼센트 저하됐다고 한다. 즉 운동요법은 기존의 식사요법보다 오히려 효과적인 경우도 있다.

당질 제한식은 치아에도 좋다

당질 제한식은 치아에도 좋은 영향을 미친다. 다소 의외라고 생각하겠지만 다음 설명을 들으면 쉽게 수긍이 갈 것이다.

충치와 잇몸 질환은 이를 상하게 하는 2대 원인으로, 플라크(치태) 때문에 생긴다. 플라크는 약 80퍼센트가 세균으로 이루어져 있으며, 충치균의 대표격인 뮤탄스균이 만들어내는 끈적끈적한 플라크와 산에서 발생한 균들이 만들어내는 수용성 플라크가 있다.

이의 표면을 덮고 있는 에나멜질에 생기는 충치는 끈적끈적한 플라크와 관계가 있으며, 치근(이의 뿌리)의 시멘트질에 생기는 충치는 수용성 플라크와 관계가 있다. 플라크가 많아지면 이와 잇몸 사이에 끼게 되고 그 틈을 점점 넓혀 잇몸에 염증을 일으킨다. 이것이 잇몸 질환이다. 더 진행하면 치조골이 파괴된다.

그런데 충치와 잇몸 질환을 일으키는 균들은 당질을 먹으며 번

식한다. 치과 전문의는 치아에 가장 나쁜 것으로 빵이나 쿠키처럼 밀가루로 만든 식품을 꼽았다. 수분이 적기 때문에 이에 쉽게 들러붙어 세균을 번식시킨다고 한다. 따라서 이러한 식품을 먹지 않는 것만으로도 플라크의 증식을 상당 부분 막을 수 있다.

그런데 당질 제한식에서는 균들의 먹이인 당질을 최대한 억제하므로 플라크가 거의 생기지 않는다. 예전에 나는 매년 치과에서 플라크를 제거해야 할 정도로 플라크가 많은 편이었다. 하지만 당질 제한식을 시작한 후로는 몰라보게 좋아졌다. 얼마 전에 3년 만에 치과에 갔더니 플라크가 거의 없다며 의사가 깜짝 놀랄 정도였다.

물론 초음파 칫솔이나 치간 칫솔을 쓰고 식후에는 반드시 이를 닦는 등 여러 가지로 신경을 쓰기도 했지만, 플라크가 사라진 가장 큰 이유는 역시 당질 제한식 덕분이라고 생각한다. 즉 당질 제한식은 플라크의 원인균에게 먹이를 주지 않는 식사이므로 치아에도 좋은 식사인 셈이다.

또한 당뇨병이 있으면 잇몸 질환이 쉽게 일어나는데, 반대로 잇몸 질환도 당뇨병이나 동맥경화를 악화시킬 수 있다고 한다. 잇몸 질환을 치료했더니 당화혈색소가 0.2퍼센트 떨어졌다는 연구 결과도 있다. 즉 당질 제한식이 치아에 미치는 좋은 영향은 당뇨병에도 도움이 된다고 할 수 있다.

- 당질 제한식은 충치와 잇몸 질환의 원인균이 번식하기 어려운 환경을 만든다.

이것도 당질 제한식의 장점으로 기억해두자.

쌀이나 설탕이나 당질인 것은 마찬가지

 설탕은 당뇨병을 비롯한 생활습관병의 원흉으로 지적된다. 과거에 설탕은 귀한 식품이었던 만큼 과다 섭취할 일이 없었다. 그러나 지금은 대량생산이 가능해지면서 설탕의 과다 섭취가 문제가 되고 있다.

 설탕은 가장 흔한 감미료 중 하나지만 의외로 알려지지 않은 부분이 많고 당뇨병의 원인이 오로지 설탕이라고 오해하는 사람도 있다. 따라서 여기서는 먼저 설탕과 당뇨병의 관계를 설명하고자 한다.

 설탕의 원료는 사탕수수나 사탕무 등의 식물이며, 주성분은 포도당과 과당이 결합한 수크로오스(sucrose, 자당이라고도 한다)다. 과당은 GI(혈당지수)가 포도당보다 낮은데, 이 때문에 설탕은 흰 빵보다 GI가 낮다. 물론 낮다고는 해도 GI가 80이나 되므로 당질 제한식을 할 때는 주의해야 하는 식품이다.

설탕 중에서 흰 설탕은 가공 과정에서 수크로오스만 남은 순도 높은 설탕이다. 그리고 전화당은 수크로오스를 가수분해서 얻은 포도당과 과당의 혼합물로, 수크로오스보다 단맛이 강하다.

참고로 설탕보다 역사가 더 오래된 벌꿀은 과당 약 40퍼센트, 포도당 약 35퍼센트, 수크로오스 약 2퍼센트, 그리고 비타민과 미네랄 등으로 구성되어 있다. 벌꿀의 원료는 꿀벌이 꽃에서 따 모으는 당류로, 주성분은 수크로오스다. 벌꿀은 이 수크로오스가 꿀벌의 침샘에서 분비되는 효소의 작용으로 포도당과 과당으로 변한 것이다. 즉 벌꿀은 천연 전화당인 셈이다.

이처럼 설탕은 당질이므로 제한하는 편이 좋지만, 다른 당질에 비해 당뇨병에 특히 나쁜 영향을 미치는 식품은 아니다. 당뇨병 식사요법에 대해 사람들이 흔히 오해하는 것은 '단것'이 가장 위험하다는 것이다. 단맛은 곧 몸에 나쁜 것이라고 생각하기 쉬운데 당뇨병에 해로운 것은 '당질'이지 단맛과는 상관없다. 설탕이나 쌀이나 혈당치가 올라가 인슐린을 추가로 분비해야 한다는 점에서는 별 차이가 없으므로, 설탕을 특별히 적대할 이유는 없다.

빵의 원료인 밀가루는 녹말(녹색 식물의 광합성으로 만들어져 뿌리나 줄기 등에 저장되는 탄수화물 – 옮긴이)이 주성분이다. 녹말은 포도당이 사슬처럼 연결된 것으로, 이 사슬이 끊어지면 그대로 포도당이 된다. 따라서 정제된 녹말을 먹으면 소화효소로 인해 사슬이 끊어지면서 포도당으로 변해 혈당치가 순식간에 올라간다.

그런데 수크로오스는 포도당과 과당이 결합한 것이고, 과당은 천천히 분해되므로, 흰 빵보다 수크로오스, 즉 설탕의 GI가 비교적 낮다. 설탕이 특별히 위험하지 않다고 하는 것은 이 때문이다. 예를 들어 같은 떡이라도 단맛이 강하면 혈당치를 더 높일 거라고 생각하기 쉽지만, 실제로는 같은 양을 먹을 경우 혈당치도 거의 똑같이 올라간다. 물론 설탕 역시 당질이므로 당질 제한식을 할 때 주의해야 하는 것은 당연하다.

- 설탕을 먹지 말라고 하는 것은 단맛 때문이 아니라 당질이기 때문이다.

이 점을 이해하면 당질 제한식을 실천하기가 훨씬 수월할 것이다.

당질 제한식에서는 당질을
어느 정도까지 섭취할 수 있을까?

당질 제한식을 하는 분들이 자주 하는 질문 중 하나는 하루에 당질의 양을 어느 정도 섭취해도 되느냐는 것이다.

당질 제한식에서는 실행하기 어려운 요소는 되도록 제외시킨다. 따라서 식재료나 식품은 당질만 체크하고 피해야 할 것들은 주의하면 된다. 그래도 기준을 정해놓으면 도움이 되리라 생각한다.

《번스타인 의사의 당뇨병 해결(Dr. Bernstein's Diabetes Solution)》이라는 책을 쓴 번스타인은 자신도 1형 당뇨병을 앓고 있어 당질 제한식을 엄격하게 실천하고 있다. 그는 책에서 자신의 경험과 스스로 터득한 치료법을 자세하게 소개하고 있다. 그가 식사에서 섭취하는 당질의 양은 아침은 6그램 이하, 점심과 저녁은 12그램 이하라고 한다. 하루 총량을 30그램 허용하는 것이다.

하지만 2형 당뇨병 환자는 이 정도로 엄격하게 할 필요는 없다.

다카오 병원은 슈퍼 당질 제한식의 경우 아침 12~15그램, 점심 18~22그램, 저녁 18~23그램으로, 하루 총량을 48~60그램 정도로 잡는다. 하루의 총 칼로리가 1,600kcal라고 하면, 여기서 당질의 비율은 12~15퍼센트 정도 된다. 이것은 다카오 병원의 예지만 참고가 되리라 생각한다.

당질 섭취량의 기준을 정하는 데는 무엇보다 식후 혈당치를 억제하는 것이 중요하다. 앞에서도 이야기했듯이 2형 당뇨병은 당질 1그램으로 식후 혈당치가 3mg/dl 상승하고, 1형 당뇨병은 5mg/dl 상승한다고 본다. 식사 2시간 후 혈당치는 180mg/dl 미만을 목표로 잡는다. 이 수치를 유지할 경우 합병증이 적다. 이것을 기준으로 공복 시 혈당에서 몇 mg/dl까지 올라가도 180mg/dl 미만이 되는지를 계산하면, 한 끼 식사에서 섭취해도 되는 당질의 양을 계산할 수 있다.

예를 들어 공복 시 혈당치가 120mg/dl인 2형 당뇨병의 경우 180mg/dl와의 차가 60mg/dl이므로, 60÷3=20, 즉 한 끼 식사에서 섭취해도 되는 당질은 20그램까지다. 이렇게 산출한 당질의 양을 한 끼 식사에서 먹어도 되는 기준으로 생각하면 도움이 될 것이다.

식품에 함유된 당질의 양은 부록 2에 표로 정리해놓았으므로 참고하기 바란다.

당질 관리식이란?

일본에서 당뇨병 환자에게 당질 제한식을 실시하는 곳은 다카오 병원이 유일하다. 그러나 미국이나 유럽에서는 당질 섭취를 조절하는 식사요법이 널리 알려져 있고 당질 관리식이라는 식사요법이 정착해 있다. 당질 관리식이란 당질의 양을 계산해서 섭취량을 줄이는 식사요법이다.

미국에서 당질 관리식이 알려지게 된 것은 1993년 DCCT라는 연구를 통해 1형 당뇨병에 당질 관리식이 효과적이라는 사실이 밝혀지면서부터다. 1999년에 미스 아메리카로 선발된 니콜 존슨이 당질 관리식으로 당뇨병을 극복했다는 이야기는 유명하다. 그녀는 열아홉 살에 1형 당뇨병 판정을 받았는데, 당뇨병을 조절할 수 있게 된 지금도 당질 관리식을 계속 실천하고 있다고 한다.

2002년에는 미국당뇨병학회가 당질과 올리브오일 등의 단일불포화지방산으로 칼로리의 60~70퍼센트를 섭취하는 '지중해식 식사'를 장려하는 지침을 발표했다.

현재 미국에서는 기존의 고탄수화물·저지방 식사, 지중해식 식사, 당질 관리식이 보편화되어 있어 환자들은 이 중에서 자신에게 맞는 식사법을 스스로 선택할 수 있다.

이처럼 당질 관리식은 미국이나 유럽에서는 이미 보급되어 있는 식사요법으로, 기본적인 개념은 당질 제한식과 같다.

당질 관리식에서는 세 끼 모두 당질을 섭취하지만, 반드시 당질의 양을 측정한다. 이것은 혈당치를 상승시키는 요인은 대부분 당질이며, 지방이나 단백질은 혈당치 상승에 거의 관여하지 않는다는 사실을 전제로 하고 있기 때문이다. 당질을 섭취하면 식후 혈당치가 그만큼 올라간다고 생각하기 때문에 당질의 양을 측정하는 것이므로, 당질 관리식은 기존의 칼로리 제한식에 비해 당질 섭취량이 적어질 수밖에 없다.

당질 관리식은 당질의 양만 계산하는 아주 간단한 식사법이다. 칼로리 계산이나 영양 균형에는 크게 신경 쓰지 않아도 되기 때문에, 기존의 당뇨병식보다 편하게 실천할 수 있다.

일본에서는 여전히 당질 60퍼센트, 지방 20퍼센트, 단백질 20퍼센트라는 고당질식이 통하고 있다. 하지만 조금씩 변화가 나타나기 시작했다. 2005년에 일본당뇨병학회 총회는 미국에서 당질 관리식 전문의를 초청해 심포지엄을 열었고, 2006년에는 오사카 시립

대학교의 소아과에서 《간단한 당질 관리식-풍부한 식생활을 위하여》라는 책을 펴내면서 당질 관리식이 조금씩 알려지기 시작했다.

당질 관리식과 당질 제한식은 당질이 혈당치를 높인다는 단순한 사실에 주목한 식사요법이다. 이 점에서 두 식사요법은 뿌리가 같다고 할 수 있다. 따라서 나는 당질 제한식을 잘 모르는 의사에게 "미국이나 유럽에서 보편화된 당질 관리식을 더 철저하게 한 것이 당질 제한식"이라고 소개한다.

당질 관리식이나 당질 제한식이 하루빨리 정착되기를 바란다.

칼럼

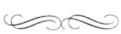

경계형 당뇨병

당뇨병이 급증하면서 '경계형'도 늘어나고 있다. 경계형 당뇨병이란 정상도 아니고 당뇨병도 아닌 영역에 있는 것을 가리킨다.

공복 시 혈당치가 110mg/dl 미만, 포도당 부하검사 2시간 후 혈당치가 140mg/dl 미만일 때를 정상으로 보며, 공복 시 혈당치가 126mg/dl 이상, 포도당 부하검사 2시간 후 혈당치가 200mg/dl 이상일 때는 당뇨병으로 진단한다.

포도당 부하검사란 75그램의 포도당을 섭취한 후 혈당 변화를 알아보는 것이다. 주식으로 당질을 먹고 2시간 후 혈당치를 재도 값이 비슷하게 나오므로 보통은 식후 혈당치로 대신한다.

경계형은 정상과 당뇨병 사이이므로 공복 시 혈당치가 110~125mg/dl, 포도당 부하검사 2시간 후 혈당치가 140~199mg/dl이다. 세계보건기구에서는 공복 시 혈당치가 중간 영역에 있는 사람은 IFG, 포도당 부하검사 2시간 후 혈당치가 중간 영역에 있는 사람은 IGT로 정의한다. 같은 경계형이라도 IGT와 IFG는 크게 다르다.

　IGT는 식후 고혈당 타입으로 당뇨병의 대표적인 합병증인 망막증, 신증, 신경 장애 등의 미세혈관 장애는 잘 일으키지 않지만, 대혈관에 동맥경화를 쉽게 일으켜 심근경색이나 뇌경색의 위험이 있다. 반면에 IFG는 대혈관 장애를 일으킬 위험은 거의 없다.

　경계형 중에서도 식후 고혈당 타입인 IGT는 특히 주의가 필요하므로 당질 제한식을 적극 추천한다. 이것이 어렵다면 적어도 GI가 낮은 현미나 통밀을 중심으로 한 식사를 시작하기 바란다.

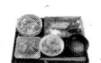

3

당질 제한식 실천하기

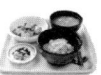

▼
▼▼▼
▼▼
▼

이 장에서는 당질 제한식을 실천하는 방법을 구체적으로 소개하고,
식품의 여러 가지 특징에 대해 자세하게 알아본다.

당질 제한식에서 피해야 할 식품

당질 제한식의 기본은 당질을 피하는 것이다. 따라서 당질이 많은 식품을 알아두는 것이 핵심이다.

책의 앞부분에 당질 제한식을 할 때 먹어도 좋은 식품과 피해야 할 식품을 표로 정리해두었다. ▲가 붙은 것은 무조건 피해야 할 정도는 아니지만 삼가는 편이 좋은 식품들이다. 이 표를 보면서 여러 가지 식품에 대해 알아보자.

당질 제한식을 할 때 반드시 피해야 할 식품은 크게 녹말이 들어 있는 식품과 단맛이 나는 식품으로 분류할 수 있다. 녹말이 가장 많이 함유된 식품은 곡물이나 곡물로 만들어진 것이다. 감자, 고구마, 토란 등의 감자류도 녹말 함유량이 많다.

의외라고 생각하겠지만 채소도 다소 주의가 필요한 식품이다. 나는 주식을 전혀 먹지 않는 슈퍼 당질 제한식을 실천하고 있는데,

하루에 섭취하는 당질이 총 칼로리의 약 12퍼센트로, 이 당질은 대부분 채소에 함유되어 있는 것이다.

채소의 당질 함유량은 제각각 다르지만, 그중에서 호박, 쇠귀나물, 연근, 당근 등은 당질이 비교적 많이 함유되어 있어 주의해야 한다. 반면에 상추, 시금치 같은 잎채소는 당질 함유량이 적어 마음 놓고 먹을 수 있다.

하지만 이것은 어디까지나 대략적인 기준으로, 실제로 당질 제한식을 실천할 때는 조금 더 유연하게 생각해도 된다. 예를 들어 당근에는 100그램 중에 6.3그램의 당질이 들어 있는데 색 배합을 위해 샐러드에 조금씩 넣는 정도라면 문제없다. 양파도 100그램 중에 7.2그램의 당질이 들어 있어 하나를 전부(200그램) 먹는다면 문제가 되겠지만, 채소볶음(1인분)에 사용하는 정도라면 괜찮다.

한편 단맛이 나는 식품에는 우리가 놓치기 쉬운 점이 몇 가지 있다. 보존식품은 특별히 주의가 필요한데, 통조림이나 레토르트식품, 진공 팩에 든 식품에는 간장과 함께 설탕을 대량 사용한 것이 많다.

조미료 역시 잘 모르고 쓰기 쉬운데, 소스나 케첩, 맛술 등에도 당질이 들어 있다. 단맛이 나지 않는 조미료에도 당질이 많이 함유된 것이 있으므로 앞의 표를 참고하기 바란다. 조미료를 아예 사용하지 않고 요리하기는 힘들기 때문에 되도록 삼가는 노력을 하는 것만으로도 충분하다.

앞의 표는 첫 번째 책인《당뇨병엔 밥 먹지 마라》에서 소개한 것과 거의 같은 내용이지만, 몇 가지 바뀐 사항이 있다. 첫 번째 책에는 ▲가 붙어 있던 아보카도가 이번에는 먹어도 좋은 식품에 포함되었다. 아보카도는 100그램 중에 당질이 1.6그램 들어 있어 과일 중에서도 예외라고 할 정도로 당질 함유량이 적다. 따라서 당질 제한식에 안성맞춤인 식품이다. 그런데도 첫 번째 책에서 ▲를 붙인 것은 과일이니까 주의해야 한다고 생각했기 때문이다.

반대로 요구르트(무가당)는 먹어도 좋은 식품에서 ▲가 붙은 식품으로 바뀌었다. 이 식품의 경우 100그램 정도라면 큰 문제가 없지만, 어떤 환자들은 한 번에 500그램이나 먹는 경우도 있어서 ▲를 붙였다. 견과류도 일부는 ▲가 붙는 식품으로 바뀌었다.

주식, 조리법, 술, 간식, 국물요리

이번에는 주의해야 할 점에 대해 알아보자.

① 주식

기본형이나 간단형은 하루에 한 번이나 두 번 주식을 먹는데, 저녁식사 때는 되도록 피하는 것이 좋다. 아침이나 점심에는 당질을 섭취해도 뇌와 몸이 혈당을 사용해주기 때문에 괜찮다. 하지만 저녁에 당질을 섭취하는 것은 피해야 한다. 밤에는 뇌도 몸도 휴식을 취하기 때문에, 혈당이 사용되지 않아 남은 포도당이 지방으로 축적되기 때문이다.

주식을 먹을 때도 밥은 한 공기를 넘지 않도록 한다. 현미밥이나 통밀로 만든 빵, 파스타 등 정제되지 않은 곡물을 먹는 것이 좋다.

② **조리법**

당질 제한식에서 튀김은 금지 식품이 아니다. 튀김에는 밀가루가 쓰이지만 튀김옷이 녹말인 경우라도 당질의 양은 10그램 정도밖에 안 된다. 식사요법은 계속 꾸준히 하는 것이 중요하므로 단조로운 식단을 피하기 위해서 튀김을 어느 정도 허용했다.

이때는 튀김옷에 녹말 대신 콩분말(콩가루와는 달리, 껍질을 벗긴 콩을 그대로 가루로 빻은 것-옮긴이)을 사용하면 당질을 더 줄일 수 있다. 다카오 병원에서도 콩분말을 사용하는데, 튀김 외에 카레나 스튜 등에도 사용하면 좋다.

그라탱에는 두유분말을 사용할 수 있지만, 당질이 많이 함유된 것도 있으므로 주의한다.

③ **술**

일반적으로 당뇨병을 치료할 때는 술을 금하고 있지만, 술 자체는 '실속 없는 칼로리(empty calory)'로 불리고 있듯이 혈당치를 높이거나 비만을 일으키는 직접적인 원인은 아니다. 따라서 당질 제한식에서는 술을 허용한다.

중요한 것은 술의 종류다. 맥주나 와인 같은 양조주와 칵테일류에는 당질이 많이 들어 있기 때문에 피해야 한다. 특히 화이트와인은 아예 피하는 것이 좋고, 레드와인은 당질 함유량이 적어 2~3잔 정도는 괜찮다.

반면에 소주, 위스키, 워커, 브랜디 등의 증류주에는 당질이 함유되어 있지 않으므로 마셔도 된다. 다만 지나치게 마시면 간을 해치는 등 건강에 문제가 생길 수 있기 때문에 적당히 마셔야 한다. 물론 술을 마신 후 속을 푼다고 라면이나 우동 같은 면류를 먹는 일은 절대 피해야 한다.

④ 간식

당질 제한식에서는 간식을 금하지 않는다. 먹을 것이 넘쳐나는 오늘날 간식을 피하기란 힘든 일이고, 공복감이 심할 때 억지로 참는 것은 별 의미가 없기 때문이다.

다만 간식 종류는 견과류나 치즈로 한정하며, 과일도 조금은 괜찮다. 과일에는 당질이 함유되어 있지만 대부분 수분이며 당질의 총량도 많지 않기 때문이다. 단, 말린 과일이나 시럽이 들어간 과일통조림은 피한다.

달콤한 과자 종류를 좋아해서 도저히 못 견디겠다는 사람은 주식이 포함된 점심식사 후에 디저트로 아주 조금 먹는다. 물론 어쩌다가 한 번씩이어야 한다.

최근에는 당질 제한식에서도 먹을 수 있는 과자가 개발되고 있는데, 이에 대해서는 뒤에서 자세히 설명하겠다.

⑤ **국물요리**

　국물이 있으면 식사를 하기가 한결 수월하다. 하지만 당뇨병이 있는 사람은 몇 가지 주의해야 할 요리가 있다. 우선 흰 된장에는 당질이 많으므로 붉은 된장을 쓰는 게 좋다. 서양식 수프는 녹말을 많이 써서 걸쭉하게 먹는 것보다 조개나 생선, 야채를 넣고 스튜처럼 끓이는 것이 좋다.

자연계에는 존재하지 않는 트랜스지방산

2006년 12월 뉴욕 주에서는 트랜스지방산의 사용을 금지하기로 결정했다. 이때부터 트랜스지방산이 몸에 나쁘다는 인식이 퍼지기 시작했다. 식량농업기구(FAO)와 세계보건기구(WHO), 그리고 미국 식품의약국(FDA)에서는 트랜스지방산을 식사로 섭취하는 칼로리의 1퍼센트 미만으로 하라고 권고하고 있다.

지방산은 구조의 형태에 따라 트랜스형과 시스형으로 분류된다. 자연계에 존재하는 지방산은 대부분 시스형이고 트랜스형은 매우 적은데, 트랜스지방산이란 이 트랜스형을 가리킨다. 요즘 문제가 되고 있는 것은 트랜스형 중에서도 자연계에 존재하지 않은 지방산이다. 마가린은 대표적인 트랜스지방산으로, 식물성 기름을 원료로 인공적으로 만든 것이다. 원료인 식물성 기름은 상온에서는 액체지만, 여기에 수소를 첨가해서 상온에서도 고체 형태를 유지하도록 만들어 버터 대신 사용하고 있다.

　마가린의 지방산은 대부분 엘라이드산(elaidic acid)인데, 이것이 문제가 되는 이유는 자연계에 존재하지 않은 물질이라 체내에서 분해해서 이용할 수 없기 때문이다. 인공적인 트랜스지방산은 염증 반응을 증가시켜 혈관내피를 손상시키므로 허혈성 질환(혈액 공급이 제대로 안 돼 발생하는 병—옮긴이)에 나쁜 영향을 준다. 섭취량이 늘어나면 기관지 천식, 알레르기성 비염, 아토피 피부염 등의 알레르기 질환에 걸릴 위험이 높다고 한다. 또 태아나 유아의 발달에 나쁜 영향을 미치고, 치매의 원인이 될 가능성도 지적되고 있다.

　그런데 트랜스지방산이 문제가 되자 마가린을 옹호하는 사람들이 자연계에도 트랜스지방산이 있다는 반론을 제기했다. 물론 자연계에도 바세닉산(Vaccenic acid)이라는 트랜스지방산이 있다. 이것은 소 같은 반추동물의 위에서 만들어지기 때문에 인간의 몸속에서도 이용할 수 있다. 하지만 마가린의 엘라이드산은 인공적으로 만들어진 물질이라 우리 몸에는 이것을 이용하는 기능이 없다. 분해해서 우리 몸에 이용할 수 없기 때문에 마가린을 '먹는 플라스틱'이라고 부르기도 한다. 마가린보다는 버터가 훨씬 낫다. 물론 너무 많이 먹어서는 안 되겠지만 말이다.

　현재 미국과 유럽에서는 트랜스지방산을 규제하고 있다. 반면에 일본 후생노동성은 일본인은 트랜스지방산의 섭취량이 적기 때문에 신경 쓰지 않아도 된다고 말한다. 하지만 우리 몸이 분해도, 이용도 할 수 없는 인공적인 물질을 일부러 먹을 필요가 있을까?

트랜스지방산에 대해 또 한 가지 주의할 점은 시스형 지방산에 뜨거운 열을 가하면 트랜스지방산이 된다는 것이다. 한 번 사용한 기름은 좋지 않다고 말하는 것은 이 때문이다. 일단 기름은 열을 가하면 산화만 하는 것이 아니라 트랜스지방산이 만들어져서 위험하다. 따라서 튀김, 특히 바싹 튀긴 패스트푸드용 감자튀김은 많이 먹지 않는 편이 좋다.

트랜스지방산이 함유된 식품이나 뜨거운 기름에 장시간 요리한 것은 피하도록 하자.

리놀산 대신 생선의 지방산이나 올리브오일을

2차 세계대전이 끝난 후 식물성 기름은 몸에 좋고 동물성 기름은 몸에 나쁘다는 인식이 퍼졌다. 사람들은 리놀산을 몸에 좋다고 생각해 과다 섭취하기 시작했다.

리놀산은 인간의 체내에서는 합성이 되지 않아 반드시 식품으로 섭취해야 하는 필수지방산이다. 하지만 섭취량이 점점 늘어나면서 최근에는 하루 섭취량이 20그램까지 이르렀다. 하루에 필요한 리놀산은 1~2그램이므로 너무 많이 먹고 있는 것이다. 리놀산은 콩기름, 옥수수기름 등 식물성 기름의 주성분으로, 너무 많이 섭취하면 알레르기성 질환이나 염증, 심근경색이나 뇌경색의 원인이 될 수 있다.

리놀산의 섭취량은 늘어나는 반면, EPA나 DHA는 최근 들어 섭취량이 줄고 있다. EPA와 DHA는 생선에 많이 함유된 지방산으로 혈액 순환을 좋게 하고 뇌대사를 활성화시키는 효과가 있다.

이것만 봐도 알 수 있듯이 식물성 기름은 좋고, 동물성 기름은 나쁘다는 인식은 잘못된 것이다. 식물성 기름이라도 지나치게 섭취하면 좋지 않은 것이 있고, 동물성 기름 중에도 우리 몸에 좋은 것이 있다.

식물성 기름 중에서 가장 권하고 싶은 것은 올리브오일이다. 올리브오일은 다른 식물성 기름과 달리 단일불포화지방산인 올레인산이 주성분이다. 올레인산은 혈관을 막는 나쁜 콜레스테롤의 수치를 낮추어주므로 동맥경화에 좋고, 암을 예방하는 효과도 있다고 한다. 또한 올리브오일에는 항산화물질이 풍부하다. 지중해식 요리는 올리브오일을 많이 사용하는데, 조사 결과 이러한 요리를 전통적으로 먹어온 사람들은 심장질환이 적게 나타났다.

참기름도 쉽게 산화되지 않는다는 장점이 있지만, 전체적으로 볼 때 올리브오일이 우리 몸에 더 좋은 작용을 한다고 할 수 있다. 차조기 기름이나 들기름에 함유된 알파 리놀렌산도 심근경색을 예방하는 효과가 있지만, 고온에 약한 것이 단점이다.

- 리놀산을 지나치게 섭취하는 것은 좋지 않다.
- EPA와 DHA가 많이 들어 있는 생선을 자주 먹는다.
- 올리브오일을 활용하자.

조미료에도 설탕이 들어간다

 조미료는 아주 적은 양만 사용한다면 당질이 함유되어 있어도 크게 문제될 것이 없다. 하지만 실제로 요리를 할 때는 여러 종류의 조미료가 들어가기 때문에 몇 가지 주의할 점이 있다.
 특히 외식을 하게 되면 자신의 의도와는 달리 당질을 완전히 피할 수 없다. 그 중에서도 지나치게 달콤하고 맛이 진한 요리는 경계할 필요가 있다. 맛을 내기 위해 엄청난 양의 설탕을 사용했을 가능성이 있기 때문이다.
 가정에서 조미료를 사용할 때는 성분 표시를 보고 당질 함유량을 확인하도록 한다. 시판되는 조미료 가운데 소금은 기본적으로 당질이 들어 있지 않으므로 괜찮다. 간장이나 마요네즈는 당질 함유량이 상당히 적고, 식초와 흰 된장 외의 된장도 당질 함유량이 적은 편이다. 반면에 고기 양념이나 드레싱, 소스 등에는 당질이 꽤 들어 있다.

최근에는 간장 또는 된장과 맛국물을 섞거나 마요네즈에 여러 가지를 조합한 조미료도 나오고 있다. 이러한 조미료에는 설탕이나 포도당을 첨가한 것이 많다. 된장이나 마요네즈는 설탕이 들어 있지 않을 거라고 생각해 별로 신경 쓰지 않고 구입하기 쉬운데, 성분 표시를 꼼꼼히 살펴보고 당질이 들어 있는 것은 최대한 피하도록 한다.

시판되는 식초에도 대부분 설탕이나 포도당이 들어 있다. 식초에는 쌀을 원료로 한 것 외에도 양식 요리에 많이 사용되는 발사믹식초나 사과식초 등 여러 가지 과일식초가 있다. 발사믹식초는 단맛이 강한 포도즙을 원료로 하기 때문에 당질이 많이 포함되어 있다. 그 외의 과일식초는 당질 자체는 많지 않지만, 요즘에는 물에 섞어 마시는 종류가 많아졌으므로 당뇨병이 있는 사람에게는 문제가 된다. 따라서 식초는 어디까지나 요리에 사용하는 정도로 그친다.

- 달콤하고 맛이 진한 요리는 피하는 것이 좋다.
- 조미료는 성분 표시를 확인해서 설탕이 함유된 것은 되도록 사용하지 않는다.
- 식초는 요리에만 사용하고 마시지는 않는다.

당질 제한식에서 중요한 것은 당질의 절대량을 줄이는 것이다.

위의 세 가지 주의 사항은 당질을 과잉 섭취할 위험이 있는 경우다. 조미료는 전체 식사량으로 보면 분량이 적으므로 조미료로 섭취하는 당질의 양은 기본적으로 아주 적다고 할 수 있다. 따라서 소량만 사용한다면 크게 신경 쓰지 않아도 된다.

감미료에 대해

조미료 중에서 단맛을 내는 것을 감미료라고 한다. 감미료에는 천연감미료와 인공감미료가 있다. 천연감미료란 식물이나 자연식품에 들어 있는 감미 성분을 추출해 정제·농축한 것이다. 반면 인공감미료는 인공적으로 단맛을 내도록 만들어진 물질이다.

설탕은 가장 많이 쓰이는 감미료로, 설탕의 주성분인 수크로오스는 천연감미료라고 할 수 있다. 천연감미료에는 다음과 같은 것들이 있다.

- 천연감미료의 예: 수크로오스, 스테비오사이드, 글리시리진, 토마틴, 벌꿀, 메이플시럽, 과당, 엿당 등

최근에는 충치 예방이나 다이어트를 위해 설탕 대신 다양한 대

용 감미료가 개발되고 있는데 이들 대부분은 인공감미료다. 인공감미료는 다시 합성감미료와 당알코올로 나누어지는데, 인공감미료를 말할 때는 좁은 의미로 합성감미료를 가리키는 경우가 많다.

- 합성감미료의 예 : 사카린, 사카린나트륨, 시클라멘산나트륨, 둘신, 아스파탐, 아세설팜칼륨, 수크랄로스 등

합성감미료 중에서 둘신과 시클라멘산나트륨은 한때 많이 쓰였지만, 발암성이 있는 것으로 알려지면서 사용이 금지되었다. 사카린 역시 발암 가능성이 제기되어 일시적으로 금지되었으나, 얼마 후 다시 허용되었다. 하지만 미국에서는 오래전부터 꾸준히 사용하고 있다.

아스파탐은 일본의 조미료 제조업체인 아지노모토가 개발한 인공감미료로, 1981년에 미국식품의약국(FDA)으로부터 인공감미료로 사용 허가를 받았다. 미국식품의약국이 현재 허용하고 있는 합성감미료는 사카린, 아스파탐, 아세설팜칼륨, 수크랄로스 네 종류다. 이들 합성감미료는 칼로리가 없기 때문에 다이어트에 적당하고, 혈당치를 높이지 않아 당뇨병에도 괜찮다고 볼 수 있다. 그러나 하루에 섭취할 수 있는 허용량은 정해져 있으므로 굳이 많이 먹을 필요는 없다.

한편 당알코올은 합성감미료와는 달리 안전성이 높은 것으로 평

가받고 있다. 당류의 분자에 수소를 첨가해서 얻는 물질로, 천연소재가 원료이므로 식량농업기구와 세계보건기구에서는 매우 안전한 식품으로 인정하고 있다.

- 당알코올의 예 : 자일리톨, 솔비톨, 에리스리톨, 말티톨, 락티톨 등

당질 제한식을 하는 사람에게 권하고 싶은 것은 바로 당알코올이다. 자일리톨은 여러 가지 채소나 과일 등에 들어 있고, 솔비톨은 배·사과 등에, 에리스리톨 역시 과일이나 버섯 등에 함유되어 있는 천연성분이다. 상품으로 판매되는 것은 이들을 인공적으로 합성한 것이다. 말티톨은 엿당을, 락티톨은 젖당을 원료로 하는데, 이들 역시 합성해서 판매한다.

이 중에서 혈당치를 거의 높이지 않는 것은 에리스리톨뿐이다. 에리스리톨은 90퍼센트 이상이 소장에서 흡수되지만 대사는 전혀 되지 않고 그대로 소변으로 배출된다. 반면에 다른 당알코올은 쉽게 소화되지도, 흡수되지도 않는다. 흡수가 잘 안 되는 만큼 장내에 긴 시간 남아 있게 되므로 많이 섭취하면 설사를 하게 된다. 그리고 일부는 흡수가 되기 때문에 혈당치가 약간 올라간다.

즉 당알코올 중에서 칼로리가 거의 없는 것은 에리스리톨뿐이며, 말티톨이나 자일리톨은 50퍼센트 정도 흡수되므로 설탕의 절

반이라고 생각하면 된다. 따라서 식품을 고를 때 성분 표시를 확인한 후 에리스리톨이 함유된 것을 고르도록 하자.

페트병 증후군 – 청량음료의 위험

당뇨병이 있는 사람은 액체로 칼로리를 섭취하지 않는 것이 좋다. 당질 제한식에 적당한 음료수는 무설탕 커피나 차 종류, 미네랄워터, 성분을 조정하지 않은 두유뿐이다. 두유라도 성분을 조정한 것은 당분을 첨가해 맛을 낸 것이기 때문에 먹지 않는 것이 좋다.

과즙 100퍼센트 주스도 결코 안전하지 않다. 과당이나 수크로오스가 많이 함유된 데다 액체라서 빨리 흡수되기 때문이다. 우유도 젖당이 많이 함유되어 있으므로 피하는 편이 좋다.

하지만 무엇보다 조심해야 할 것은 청량음료다. 여름철에 혈당 조절이 잘 안 되는 사람은 청량음료가 원인일 때가 많다.

청량음료의 위험을 나타내는 것 중에 '페트병 증후군'이라는 것이 있다. 물론 페트병이 아니라 속에 들어 있는 내용물이 문제다. 의학적인 용어로 하면 '청량음료 케토시스(ketosis : 케톤체가 증가해서 소변 속에 축적된 상태-옮긴이)' 또는 '소프트드링크 케토시스'다.

청량음료란 탄산음료, 과실음료, 커피음료 등을 말하는데, 이러한 음료에는 당질이 대량 함유되어 있어 당질의 농도가 평균 약 10퍼센트나 된다. 청량음료 1리터 안에 당질이 100그램이나 들어 있는 셈이다. 게다가 액체 상태이기 때문에 엄청난 양의 당질이 빠른 속도로 흡수된다. 스포츠 드링크도 마찬가지다. 스포츠 드링크는 이름만 들어서는 왠지 건강에 좋을 것 같지만, 당뇨병 환자에게는 청량음료와 마찬가지로 위험한 존재다.

페트병에 든 청량음료를 마시면 짧은 시간 안에 혈당치가 급격하게 올라간다. 당뇨병 소인이 있는 사람은 목이 자주 마른데, 그때마다 청량음료로 갈증을 해소하면 고혈당이 더욱 심해지는 악순환에 빠진다.

즉 당뇨병 소인이 있거나 가벼운 당뇨병이 있는 사람들은 청량음료를 마실 때마다 혈당치가 올라가고 인슐린이 추가로 분비되어 결국에는 인슐린의 공급이 수요를 따라가지 못해 고혈당이 된다. 고혈당이 되면 인슐린의 분비가 억제되고 기능도 떨어진다.

- 고혈당 → 인슐린 분비 억제와 인슐린 저항성 증가 → 고혈당이 더 심해진다.

이러한 악순환이 되풀이되는 것을 '당독(糖毒)'이라고 한다. 당독이 계속되면 당뇨병성 케톤산증을 일으켜 의식이 혼미해지거나 혼수상태에 빠지는 경우도 있다. 페트병 증후군, 즉 청량음료가 위험한 것은 바로 이 때문이다.

2007년 6월에 NHK 오사카에서 페트병 증후군을 다룬 특집 방송에 출연한 적이 있다. 페트병 증후군에 빠진 젊은이들이 그만큼 많다는 얘기일 것이다. 나는 여름철에 당뇨병 환자의 혈당치 조절이 갑자기 힘들어지는 경우 페트병 증후군을 먼저 의심한다. 여러분도 여름철에 상태가 갑자기 안 좋아지면 페트병 증후군이 아닌지 확인해보길 바란다.

Q&A
콩가루는 왜 먹으면 안 되나요?

콩가루는 콩으로 만든 것인데 왜 먹으면 안 되느냐는 질문을 자주 받습니다. 콩가루는 건조시킨 콩을 빻은 것입니다.

물론 콩은 당질 제한식에서도 권하는 식품입니다. 콩가루가 문제가 되는 것은 콩을 건조시키기 때문입니다. 콩을 볶아서 가루를 내는 과정에서 수분이 날아갑니다. 하지만 당질은 그대로 남아 있으므로 당질 함유량이 높아지는 거지요.

이것은 건조 과일과 마찬가지입니다. 예를 들어 사과를 건조시키면 전체 중량이 약 10분의 1로 줄어들지만, 당질 함유량은 변함이 없습니다. 즉 당질의 비율이 10배가 되는 셈입니다.

콩과 콩가루의 관계도 이와 같습니다. 콩을 볶아 건조시킴으로써 당질 함유량의 비율이 높아졌기 때문에 콩가루는 당질 제한식에서는 피해야 하는 식품입니다.

Q&A
설사나 변비가 잦아졌는데 괜찮을까요?

변비 문제 역시 당질 제한식을 시작하는 분들이 자주 하는 질문입니다. 당질 제한식을 시작하고 얼마 동안은 약 20퍼센트 정도가 배변에 변화를 겪습니다.

그전까지는 매일 규칙적으로 배변을 하다가 당질 제한식을 시작하고 나서 변비나 설사 증상이 생겼다는 분도 있습니다. 반면에 원래 변비 증상이 있었는데 당질 제한식을 시작한 뒤로 변비가 사라졌다는 분도 있지요.

이것은 장내 세균의 상태가 지금까지와는 다른 식생활에 적응하느라 생기는 문제입니다. 일단 변비나 설사 증상이 있더라도 시간이 좀 지나면 우리 몸의 대사가 전체적으로 개선되기 때문에 장 상태도 안정되고 배변도 좋아집니다.

저도 당질 제한식을 시작하고 3개월 동안은 변비와 설사를 왔다

갔다 했습니다. 하지만 4개월째 접어들면서 점차 배변 상태가 안정되더니 쾌변을 보게 되더군요.

다카오 병원에서 교육 입원을 했던 300명 가운데 약 20퍼센트가 배변에 변화가 나타났습니다. 물론 이분들도 대부분 3~4개월 후에는 완전히 안정되었습니다.

다카오 병원의 경우 아침식사는 210kcal로 간단하며, 하루 총 칼로리는 1,200kcal 정도입니다. 따라서 그전에 비해 식사량이 크게 줄어드면서 변비가 생기는 경우가 많은 듯합니다. 이때는 매점에 준비해둔 '콩빵'이나 '비지케이크' 등으로 하루 섭취량을 늘리도록 하여 여성은 1,400~1,600kcal, 남성은 1,600~1,800kcal에 맞춰 배변 상태를 개선합니다. 생선이나 어패류와 함께 채소를 듬뿍 먹는 것도 배변에 도움이 됩니다. 물론 꼭꼭 씹는 것을 잊어서는 안 되겠죠.

배변의 변화는 초기에 일시적으로 생기는 현상입니다. 얼마 후 몸 상태가 안정되면 배변도 좋아지므로 걱정하지 않아도 됩니다.

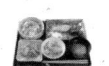

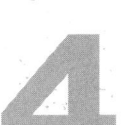

4

당질 제한식을
더 즐겁게, 더 편하게

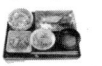

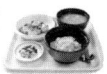

이 장에서는 당질 제한식을 실천하면서 맞닥뜨리게 되는 여러 가지 상황과 그에 맞는 해결 방법을 살펴본다. 그리고 당질 제한식에 포함시킬 수 있는 새로운 식품에 대해서도 알아본다.

식단 짜기

당질 제한식을 집에서 시작할 경우 가장 큰 고민은 아마도 식단일 것이다. 다카오 병원의 영양사에게 도움을 받아, 식단 짤 때의 요령을 몇 가지로 정리해보았다.

우선 당질 제한식에서는 쓸 수 있는 재료가 한정되어 있으므로 준비된 재료를 잘 분배해야 한다. 예를 들어 아침에 재료를 너무 써버리면 점심과 저녁에 사용할 재료가 부족해진다. 보통 아침 식단은 거의 정해져 있으므로 그 안에서 한두 가지 변화를 주는 것으로 충분할 것이다.

가정에서 당질 제한식을 하는 경우에는 향신료나 조미료를 다양하게 사용할 수 있다는 장점이 있다. 당질 제한식에서는 아무래도 육류나 생선이 식단에 자주 오르게 되는데, 그러다 보면 주부가 갖고 있는 식단 목록이 금세 바닥난다. 이때 도움이 되는 것이 바로 조미료나 향신료다. 같은 재료라도 조미료나 향신료를 바꿔주면 색다른 요리를 만들 수 있다.

당질 제한식을 할 때 여성들은 주식 대신 먹을 수 있는 식품을 원하는 경우가 많다. 이때는 주식 대용으로 곤약국수나 두부, 채소 등을 먹고 육류나 생선을 반찬으로 해도 좋다. 실제로 많은 여성들이 이런 방법으로 당질 제한식을 즐기고 있다.

이외에 나는 냄비 요리도 즐겨 먹는다. 냄비 요리는 준비하기가 아주 편할 뿐 아니라, 종류도 다양해 매일 다른 요리를 맛볼 수 있으므로 쉽게 질리지 않는다.

당질 제한식이 힘들게 느껴지지 않는 사람이라면 아침식사를 건너뛰는 방법도 있다. 아침 단식은 당질 제한식을 하루 동안 실행한 것과 같다. 대부분의 현대인은 신체 활동이 많지 않기 때문에 하루 두 끼만으로도 충분하다. 원래 일본인은 헤이안 시대(794~1192년)까지는 하루에 두 번 식사를 하는 것이 보통이었다. 나 역시 20년 이상 아침은 굶고 하루에 두 끼만 먹고 있다.

하지만 아직 성장이 끝나지 않은 청소년기에는 아침을 굶지 않는 편이 좋다. 아침을 먹지 않으면 기운이 없다는 사람도 억지로 굶을 필요가 없다. 아침 단식은 아침을 먹지 않아도 일과를 시작하는 데 무리가 없는 사람만 하도록 한다.

당질 제한식의 구체적인 식단은 부록 1을 참고하기 바란다.

외식을 할 때

당질 제한식을 실행할 때 걸림돌이 되는 것 중 하나는 외식이다. 집에서라면 얼마든지 당질을 조절할 수 있지만, 밖에서 식사를 할 때는 그나마 당질 제한식과 가장 가까운 메뉴를 고를 수밖에 없다. 어떤 식당에서, 어떤 요리를, 어떻게 먹을지가 문제가 되는 것이다.

외식의 종류에 따라 주의할 점을 간단히 알아보기로 하자.

① **이탈리아, 프랑스 요리**

이탈리아 요리를 비롯한 지중해식 요리는 올리브오일을 주로 쓰기 때문에 당질 제한식을 하더라도 큰 문제는 없다. 물론 파스타나 피자, 빵처럼 밀가루를 사용한 것은 피해야 한다. 이외에도 라이스 크로켓이나 죽 종류, 스페인 요리 중에 파에야처럼 쌀을 사용한 것은 피하도록 한다. 마지막에 나오는 디저트는 아예 먹지 않는 것이 좋다. 지중해식 요리는 종류가 아주 많으므로, 이런 요리를 제외해도 충분히 여러 가지 음식을 즐길 수 있다.

프랑스 요리도 빵과 디저트 외에는 기본적으로 문제가 없다. 단, 밀가루를 많이 사용하는 파이나 화이트소스를 사용한 스튜는 피한다.

② 중화요리

밥 종류나 면 요리는 피한다. 만두나 딤섬, 춘권처럼 밀가루로 만든 만두피에 싸인 것은 한두 개 정도로 그친다.

탕수육 같은 요리에 끼얹는 걸쭉한 소스도 주의해야 한다. 중화요리에는 걸쭉한 질감을 내기 위해 이러한 소스를 자주 사용하는데, 이것은 물에 푼 녹말로 만들기 때문에 혈당치를 높인다. 따라서 중화요리를 먹을 때는 소스를 끼얹지 말고 먹는다.

③ 패밀리레스토랑, 주점

패밀리레스토랑은 한 가지 요리만 주문할 수 있기 때문에 당질 제한식을 하는 사람에게는 나쁘지 않은 곳이다. 하지만 스테이크나 돈가스 등에 딸려 나오는 감자나 당근은 먹지 않는 것이 좋다.

주점도 단품으로 음식을 주문할 수 있고, 생선회나 생선구이, 스테이크, 두부 등 안주를 다양하게 먹을 수 있어 당질 제한식을 할 때 아주 편리하다. 단, 양념이나 소스, 튀김옷 등에는 당질이 들어 있으므로 피한다. 술 종류는 앞에서 설명했듯이 증류주(주스 등으로 희석하지 말 것)나 레드와인이 좋다.

④ **고깃집**

불고기나 갈비, 삼겹살 등은 기본적으로 당질 제한식에 적당한 음식이지만, 고기양념이나 소스는 주의해야 한다. 특히 불고기 양념에는 감미료가 상당히 많이 들어가는 데다 오랜 시간 동안 양념에 고기를 재어두는 경우가 많다. 설탕은 물에 잘 녹기 때문에 액체 상태인 소스나 양념에는 엄청난 양의 설탕이 녹아 있다고 봐야 한다.

예전에 불고기를 먹고 식후 혈당치를 재어본 적이 있는데 수치가 예상 외로 꽤 높았다. 이유를 생각해보니 달짝지근한 불고기 양념에 재어둔 고기 탓이었다. 다음에 갔을 때는 할 수 없이 고기를 소주에 씻어 구워 먹었는데 영 맛이 없어서 이후로는 아예 발길을 끊었다.

⑤ **정식집**

정식(한정식)에는 밥이 딸려 나오기 때문에 밥을 빼달라고 하거나 반찬 위주로 먹는 수밖에 없다. 이렇게 하기가 힘들다면 밥을 먹되 글루코베이 같은 약을 식전에 미리 먹어둔다.

⑥ **패스트푸드**

 패스트푸드 중에서 치킨 종류는 당질이 없는 메뉴를 선택할 수 있지만, 햄버거는 빵 속에 고기가 들어 있기 때문에 당질을 섭취할 수밖에 없다. 더욱이 햄버거는 콜라와 같은 탄산음료를 곁들이게 되므로 당질 제한식을 하는 사람에게는 가장 좋지 않은 메뉴다. 음료수는 무가당 커피나 미네랄워터를 마시고, 샐러드 같은 사이드 메뉴 위주로 먹는 것이 좋다.

직장인의 점심식사

직장인들은 대부분 점심식사를 밖에서 해결하게 된다. 매일 반복되는 일이므로 외식과는 또 다른 문제가 생긴다. 예를 들어 남자들은 밥을 위주로 한 정식을 먹는 경우가 많다. 그렇다고 점심때부터 고깃집에 가기도 왠지 부담스럽다.

하지만 당질 제한식 중에 기본형은 하루 한 끼는 주식을 허용하고 있다. 따라서 직장인이라면 그 한 끼의 주식을 점심때 먹으면 된다. 물론 이때도 밥의 양은 줄이고 되도록 현미로 먹으면 충분히 혈당치를 조절할 수 있다.

최근에는 웰빙 바람이 불면서 흰쌀 대신 현미나 잡곡밥을 내놓는 식당도 늘고 있다. 현미는 GI가 낮은 식품이므로, 당질 제한식을 하는 사람에게는 환영할 만한 변화다.

하지만 현미가 흰쌀보다 낫기는 해도, 당뇨병 환자들에게 현미의 효과는 제한적이다. 현미 50, 흰쌀 70, 흰 빵 100이라는 GI 수치는 어디까지나 정상인을 대상으로 한 데이터다. 당뇨병이 있는 사람이 흰 빵을 먹으면 혈당치가 300, 현미는 250~260까지 올라가므로 효과도 이 정도라고 보면 된다. 따라서 당뇨병이 있는 사람은 현미니까 괜찮다고 안이하게 생각해서는 안 된다.

최근에는 혈당 상승을 억제해주는 차 종류가 시판되고 있는데, 이것은 전혀 도움이 안 된다고 생각하는 것이 좋다. 점심때 주식을 먹는 경우 식후 고혈당을 피하고 싶다면 글루코베이를 사용하는 방법이 있다. 또한 2장에서 설명했듯이, 식사를 시작하고 30분 후 30분간 유산소 운동을 해도 어느 정도 식후 고혈당을 피할 수 있다. 일찌감치 점심을 끝내고 30분 정도 산책을 하는 것도 좋은 방법이다.

식사요법은 지나치게 예민하면 오래 지속할 수 없다. 식후 고혈당에 대한 정확한 이해와 유연한 자세를 가지고 현실적으로 식생활을 개선하는 것이 좋다.

편의점은 이렇게 이용한다

당질 제한식을 실행하면서 점심식사를 고민하는 직장인에게 상당히 도움이 되는 곳이 있다. 바로 편의점이다. 편의점 식품은 예전에는 첨가물을 많이 사용해서 문제가 되기도 했지만, 요즘에는 회사 간 경쟁이 치열해지고 소비자의 입맛도 까다로워져 제품의 질이 점점 좋아지고 있다.

편의점에서 파는 식품들은 그다지 비싸지 않고 종류도 다양하기 때문에, 식당 밥이 지겨워졌을 때 손쉽게 메뉴에 변화를 줄 수 있다. 예를 들어 편의점에서 달걀이 들어간 샐러드와 어묵, 렌지에 데워 먹는 닭고기 등으로 점심식사를 하면 당질을 상당히 제한할 수 있다. 이외에도 프랑크소시지나 삶은 달걀, 무가당 요구르트 등 당질이 적은 식품이 여러 가지 있으므로 선택 폭이 상당히 넓다. 치즈나 견과류를 사서 회사 냉장고에 넣어두고 출출할 때 간식으로 먹어도 좋다.

  물론 포테이토샐러드나 마카로니샐러드처럼 당질이 함유된 식품은 피해야 한다. 그리고 말린 과일을 사용한 식품도 당질 함유량이 많으므로 제외한다. 어떤 재료가 사용되었는지 알 수 없는 경우는 포장지에 적힌 성분 표시를 보고 당질의 함량을 확인한 다음 선택한다.

성분표 보는 법

겉으로 보기에는 비슷한 식품이라도 당질의 양은 상당히 차이 나는 경우가 있다.

예를 들어 슈퍼마켓이나 편의점에서 마른오징어를 샀다고 하자. 같은 오징어라도 자연 건조시켜 그대로 찢기만 한 것과 조미한 것은 당질의 양이 크게 차이 난다. 마른오징어는 100그램 중에 당질의 양이 1.6그램 정도지만, 조미한 경우는 당질이 30그램이나 된다.

오징어니까 괜찮다고 생각하고 100그램짜리 한 봉지를 먹을 경우, 맛을 낸 조미오징어라면 당질을 30그램이나 섭취한 셈이므로 2형 당뇨병은 혈당치가 90이나 올라간다.

이러한 일을 피하려면 식품을 구입할 때 포장에 적힌 성분표를 확인해야 한다. 현재 신선식품 외에는 대부분의 식품에 성분 표시가 의무화되어 있다.

성분표에는 100그램 중에 포함된 당질 또는 탄수화물의 양(그램)이 표시되어 있다. 식품이나 회사에 따라 당질로 표시한 곳도 있고 탄수화물로 표시한 곳도 있다(한국에서는 주로 탄수화물로 표시한다-옮긴이). 탄수화물은 '당질 + 식이섬유' 이므로 당질 함유량은 탄수화물로 표시된 수치보다 훨씬 적다고 보면 된다. 하지만 실제로 식품을 고를 때는 당질과 탄수화물은 같다고 생각해도 그다지 문제가 되지 않는다. 당질과 탄수화물에 대해서는 뒤에서 자세하게 설명하겠다(167쪽).

성분표를 보면 알겠지만 식품에는 대부분 당질이 포함되어 있다. 예를 들어 햄이나 소시지 같은 육류 가공품에도 적은 양이기는 하지만 당질이 들어 있다. 설탕 같은 감미료를 넣으면 맛도 좋아지고 방부 효과도 있기 때문이다.

이처럼 성분표를 보는 것이 습관이 되면 의외의 식품에 당질이 들어 있다는 것을 알게 되는데, 적은 양의 당질은 지나치게 경계하지 않아도 된다. 일본 후생노동성에서는 100그램 중에 당질 함유량이 5그램 이하인 식품을 저당질 식품이라고 정의하고 있다. 예를 들어 햄은 100그램 중에 당질이 1~2그램 정도 들어 있는데, 햄 100그램은 상당히 푸짐한 양이다. 따라서 실제로 햄을 먹고 고혈당이 되는 경우는 거의 없다.

책 앞쪽에 정리해둔 '당질 제한식에서 먹어도 좋은 식품과 피해야 할 식품'을 참고하면 식품 고르기가 한결 수월할 것이다. 무엇보다도 마음속에 기준을 정해두면 당질의 양을 스스로 조절할 수 있다. 슈퍼 당질 제한식을 실행하고 있는 내 경우는 당질의 하루 섭취량이 48~60그램 정도이므로, 한 끼당 섭취하는 당질의 양은 20그램 정도 된다. 이 당질은 대부분 채소에 함유된 것이다. 채소는 생장 과정에서 자연스럽게 당질이 생성되기 때문이다. 하지만 육류나 생선에는 당질이 아주 적게 함유되어 있으므로 대부분 계산에 넣지 않는다.

- 당질 제한식에서 섭취하는 당질의 양은 한 끼당 20그램 정도다.

이것은 대략적인 기준이므로 여기에 무조건 맞추려고 애쓸 필요는 없다. 하지만 더 철저하게 계산하고 싶은 사람은 2장에서 설명한 방법으로 당질의 양을 산출하면 된다.

단, 기본형이나 간단형은 하루에 한 끼나 두 끼는 주식을 먹기 때문에 당질의 전체 섭취량이 훨씬 늘어난다. 따라서 위의 기준을 적용할 수 없다.

자신이 식사에서 어느 정도 당질을 섭취하고 있는지를 알기 위해서도 성분표 보기를 습관화하는 것이 좋다.

당뇨병 환자용 간식

당질 제한식을 처음 소개했을 때 가장 좋아한 사람들은 애주가였다. 당질 제한식에서는 증류주를 특별히 금하지 않기 때문이다. 반면에 단맛을 좋아하는 사람들은 '방법을 찾아달라'는 반응을 보내왔다. 이런 분들을 위해 여기서는 당뇨병이 있는 사람도 먹을 수 있는 간식류를 소개하겠다.

다카오 병원과 제휴하고 있는 교토다카오구락부에서는 당질 제한식을 하는 사람을 위한 간식을 몇 가지 준비하고 있다. 예를 들어 '비지케이크'나 '콩쿠키'는 밀가루 대신 비지나 콩, 그리고 설탕 대신 에리스리톨을 사용한다. 3장에서 설명한 대로 에리스리톨은 혈당치를 전혀 높이지 않는다. 비지케이크와 콩쿠키는 맛도 좋고 출출할 때 먹으면 배도 든든하다.

비지케이크에는 커피 맛과 녹차 맛, 카카오 맛 세 종류가 있다. 하나에 30그램으로 당질은 약 1그램 들어 있다. 2형 당뇨병 환자가 1그램의 당질을 먹으면 혈당치가 3mg/dl 올라가므로, 비지케이크를 하나 먹으면 혈당치가 약 3mg/dl 올라간다고 볼 수 있다. 콩쿠키는 플레인 맛과 코코아 맛이 있으며, 하나에 16그램으로 당질은 약 1그램 들어 있다. 따라서 이것도 하나를 먹으면 혈당치가 약 3mg/dl 올라간다.

당뇨병이 있는 사람은 식사 2시간 후 혈당치를 180mg/dl 미만으로 유지하는 것이 최우선 목표이므로, 간식은 자신의 상황에 맞춰 조절하면 된다.

이외에 로스 초콜릿도 당뇨병 환자가 먹을 수 있는 간식이다. 캐나다의 로스라는 사람이 이 초콜릿을 개발했는데, 그 역시 당뇨병 환자였다고 한다. 로스 초콜릿에는 설탕 대신 말티톨이라는 감미료가 들어가는데, 말티톨은 설탕의 3분의 1에서 절반 정도만 혈당이 된다. 벨기에산 초콜릿을 원료로 사용하여 품질도 좋다. 간식으로 적당한 양은 초콜릿 하나의 절반이나 3분의 1 정도다.

설탕 대신 혈당치를 잘 높이지 않는 락티톨을 사용한 무가당 초콜릿도 나와 있다. 물론 락티톨도 일부는 소화되어 혈당치를 높이기 때문에 로스 초콜릿과 마찬가지로 절반이나 3분의 1 정도 먹는 것이 좋다.

콩으로 만든 간식을 선택할 때 주의할 점은 설탕이나 말린 과일을 사용한 제품이 많다는 점이다. 이런 식품은 콩을 강조해서 건강에 좋다는 인상을 주지만, 당질 함유량이 높기 때문에 당질 제한식을 하는 사람에게는 적당하지 않다.

이처럼 당질을 제한한 과자류도 점점 늘고 있으므로, 단맛을 좋아하는 사람도 당질 제한식이 그렇게 힘들게 느껴지지는 않을 것이다.

독신 남성의 당질 제한식

독신 남성은 당질 제한식을 실천하기로 마음을 먹어도 아무래도 외식을 많이 하게 된다. 하지만 매번 밖에서 식사를 해결하는 것은 돈도 드는 일이지만 무엇보다도 질적인 식사를 할 수 없기 때문에 결코 바람직하지 않다. 조금 번거롭겠지만 되도록 자기 손으로 직접 식사를 준비해보자.

다카오 병원의 직원 중에도 당질 제한식을 실천하고 있는 독신 남성이 몇 있는데, 직접 도시락을 싸 오는 사람도 있다. 그에게 조언을 얻어 독신 남성을 위한 당질 제한식을 간단히 정리해보았다.

우선 장을 볼 때는 슈퍼마켓이 끝날 무렵에 가는 것이 좋다. 당질 제한식을 하다 보면 경제적으로 부담이 커질 수밖에 없다. 알뜰 주부라면 누구나 아는 사실이지만, 남성들은 의외로 모르고 있는 정보가 많다. 폐점 시간 직전의 세일을 이용하면 생선은 20~30퍼센트, 생선회는 50퍼센트 가격으로 살 수 있다고 한다.

생선회는 그날 먹지 않으면 신선도가 떨어지지만, 조금만 먹어도 배가 든든하기 때문에 좀 넉넉하게 사서 저녁식사 때 메인 요리로 먹으면 좋다.

이번에는 요리할 때의 요령을 알아보자.

채소는 데치면 간단하게 요리할 수 있다. 예를 들어 오크라나 꼬투리 완두를 데쳐서 마요네즈로 무치기만 하면 반찬 하나가 뚝딱 완성된다. 조림 같은 것은 간을 맞추기도 어렵고 설탕을 넣어야 할지도 고민된다. 그보다는 데쳐서 무치는 편이 훨씬 간편하다.

튀김을 할 때는 튀김옷에 신경 쓸 것 없이 그대로 튀기는 것이 좋다. 튀김옷을 입히면 밀가루 분량에도 신경 써야 하고 기름 온도도 조절해야 하기 때문에 난이도가 높아진다. 하지만 재료를 그대로 튀기면 간편하고 당질을 걱정할 필요도 없다. 튀김은 재료가 다양해서 식단에 변화를 주기도 쉽고, 재료의 질감을 그대로 느낄 수 있어 한결 풍부한 식사가 될 것이다.

독신 남성에게 추천하는 또 한 가지 요리는 볶음이다. 볶음은 프라이팬 하나만 있으면 가능해 요리 후 뒷정리도 걱정 없다. 독신 남성은 뒷정리가 귀찮다는 이유로 아예 요리를 포기하는 경우가 많다. 볶음 요리는 재료도 무궁무진하고 간편한 데다 설탕으로 간을 할 필요도 없기 때문에, 독신 남성을 위한 당질 제한식에 안성맞춤이다.

식재료 중에서 추천하고 싶은 것은 닭고기다. 닭요리에는 장점이 상당히 많다. 우선 값이 싸다. 다른 육류에 비하면 질 좋은 것을 싼값에 구입할 수 있다.

둘째, 조리하기가 쉽다. 돼지고기는 잘못 요리하면 금방 딱딱해지고 맛을 내기도 어렵다. 반면 닭고기는 특별한 솜씨 없이도 소금으로 굽기만 해도 맛있는 요리가 된다. 요리에 자신 없는 남성도 간단히 조리할 수 있다. 또한 프라이팬에 굽기만 하면 완성되므로 뒷정리도 간편하다.

닭고기의 또 한 가지 장점은 부위별로 맛이 달라 다양한 요리를 할 수 있다는 점이다. 예를 들어 다리살과 가슴살은 육질과 맛이 다르며, 간이나 모래주머니 같은 내장도 전혀 다른 요리에 사용할 수 있다. 돼지고기나 쇠고기는 내장으로 요리를 할 때 위생 문제나 냄새 때문에 손질을 꼼꼼히 해야 하지만, 닭은 훨씬 간단하게 요리할 수 있다.

이처럼 몇 가지 요령만 알고 있으면 독신 남성도 당질 제한식 요리를 만들 수 있다. 직접 만들다 보면 식재료나 조미료에 대해 잘 알게 되어 외식을 할 때도 당질이 적은 요리를 고르기가 수월해진다.

억지로 요리를 할 필요는 없지만, 자신이 먹는 음식을 직접 만들어보는 것은 건강을 위해서도 바람직한 일이다.

제철 식품

식단을 짤 때 제철 식품을 잘 알아두면 여러모로 도움이 된다.

① 봄

봄에는 여러 가지 채소가 많이 난다. 봄철 채소는 유채, 머위, 고사리, 죽순, 땅두릅나물, 고비처럼 쓴맛이 강한 것이 많다. 이러한 채소는 겨우내 사라진 입맛을 되살리고 영양을 보충해주며, 쌉싸래한 향기로 봄기운을 전해주기 때문에 식사가 즐거워진다.

쓴맛이 강한 채소는 데쳐서 쓴맛을 빼주도록 한다. 죽순이나 고사리, 고비 등은 쓴맛을 제거하고 팔기도 하므로 손쉽게 요리할 수 있다.

② 여름

여름철에 나는 채소는 대부분 수분이 많이 들어 있다. 토마토, 오이, 가지, 피망처럼 수분이 많은 채소는 따로 조리할 필요 없이 그대로 샐러드를 만들거나 무쳐서 먹으면 좋다.

또한 여름은 생강, 고추냉이, 양하, 차조기처럼 양념이나 향신료로 쓰이는 채소가 많이 나는 계절이기도 하다. 여름에는 식욕이 떨어지기 쉬우므로 이러한 채소를 사용해서 입맛을 되찾도록 하자.

여름은 민물고기를 먹기에도 좋은 계절이다. 은어, 산천어, 곤들매기는 소금에 구워 먹으면 맛이 일품이다. 여름철에 먹는 장어나 미꾸라지는 기력 회복에 도움이 된다. 바닷물고기 중에는 가다랑어, 농어, 전갱이, 민어 등이 맛있다.

③ 가을

가을은 수확의 계절이라고 하지만, 감자류나 곡류는 당질이 많아 당질 제한식을 하는 사람은 먹을 수가 없다. 하지만 이외에도 가을에는 먹을 것이 풍성하다. 특히 당질 제한식에 자주 이용되는 콩이나 땅콩, 호두, 깨 등은 가을에 나는 대표적인 먹을거리다.

생선 중에는 삼치, 고등어, 정어리가 지방도 풍부하고 맛이 좋다.

④ 겨울철

겨울에는 뿌리채소가 제철이다. 뿌리채소란 무, 토란, 우엉처럼 뿌리나 땅속줄기를 먹는 채소로, 겨울철에는 어묵이나 냄비요리에 넣어 따뜻하게 데워 먹으면 좋다. 잎채소 중에는 김치의 재료인 배추가 있다.

겨울에는 생선이 특히 맛있고 종류도 풍부하다. 당질 제한식을 하는 사람은 대구나 방어를 구워서 먹거나 뿌리채소, 배추와 함께 냄비 요리를 해서 먹어도 좋다. 앞에서도 이야기했듯이 냄비 요리는 얼마든지 새로운 조합이 가능하고 조리하기도 간편하므로, 당질 제한식을 실행하는 사람에게는 안성맞춤이라고 할 수 있다.

이처럼 그 계절에 많이 수확되는 제철 식품을 알아두면, 식단 짜기가 편할 뿐 아니라 식사를 더욱 즐길 수 있다. 제철 식품은 신선하고 값이 싸다는 장점도 있다.

Q&A

당질 제한식을 한 뒤로 살이 너무 빠졌어요

고령자나 원래 소식을 하던 사람이 당질 제한식을 시작하면서 살이 너무 빠졌다고 걱정하는 경우가 있습니다.

당질 제한식을 시작해보면 알겠지만, 주식을 먹지 않고 그때까지 먹던 칼로리를 그대로 섭취하려면 전보다 식사량이 많아집니다. 그런데 평소에 소식을 하는 사람은 예전과 똑같이 먹을 경우 칼로리가 부족해질 수 있습니다. 다카오 병원에 교육 입원을 하러 오는 고령자 중에도 병원에서 준비한 하루 1,200kcal의 당질 제한식을 부담스러워하는 분이 있습니다.

이런 분들은 간식을 활용하는 것이 좋습니다. 부족한 칼로리를 치즈나 견과류처럼 비교적 칼로리가 높은 간식으로 보충하는 것입니다. 즉 소식을 하는 사람은 먹는 횟수를 늘리면 어느 정도 칼로리 부족을 해결할 수 있습니다.

Q&A
탄수화물과 당질의 차이는 뭔가요?

당질 제한식을 소개하면서 가장 많이 받은 질문 중 하나가 탄수화물과 당질의 차이에 관한 것입니다. 탄수화물과 당질은 다음과 같이 정리하면 이해하기 편합니다.

　　탄수화물 = 당질 + 식이섬유

　성분표에 탄수화물로 표시되어 있을 경우, 이 수치에서 식이섬유의 함량을 빼면 당질의 함량이 나옵니다. 하지만 성분표에는 탄수화물만 표기되어 있고 식이섬유는 표기되지 않는 경우가 많습니다. 그리고 탄수화물 안의 식이섬유와 당질의 비율은 식품마다 꽤 차이가 납니다.
　건조 콩과 건조 현미를 비교해 보기로 하겠습니다.

건조 콩의 경우 100그램 중에 당질은 11.1그램, 식이섬유는 17.1그램으로 당질보다 오히려 식이섬유의 함량이 높습니다. 반면에 건조 현미는 100그램 중에 당질이 70.8그램, 식이섬유가 3그램으로 당질이 압도적으로 많습니다.

이처럼 식품에 따라 당질과 식이섬유의 비율이 다르기 때문에, 탄수화물의 함량에서 당질의 함량을 간단히 산출하기란 힘듭니다. 하지만 당질 제한식에서 문제가 되는 것은 당질의 양입니다. 식이섬유는 혈당치를 높이지 않기 때문에 고려할 필요가 없는 거지요.

그렇다면 당질의 양을 어떻게 알 수 있을까요? 정확한 함량은 알 수 없지만, 탄수화물의 양을 대략적인 기준으로 사용할 수 있습니다. 당질은 최소한 탄수화물의 양보다는 많지 않을 테니까요. 따라서 식품 성분표에 탄수화물의 양만 표시되어 있다면, 당질 대신 탄수화물의 양을 사용해도 큰 문제는 없다고 봅니다.

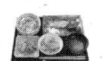

5

당질 제한식에 대한
오해 풀기

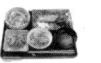

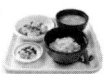

이 장에서는 당질 제한식에 대한 오해들을 하나씩 풀어본다. 뇌 활동, 케톤체, 콜레스테롤, 췌장과 신장에 미치는 영향 등 지금까지 자주 받았던 질문들에 대해 의학적으로 설명한다.

뇌 활동이 둔해진다?

 당질 제한식을 하면 뇌 활동이 둔해질까 봐 걱정된다는 사람이 있다. 당질을 섭취하지 않으면 뇌의 유일한 에너지원인 포도당이 부족해지는 게 아니냐는 것이다. 이러한 생각은 두 가지 점에서 잘못됐다.

 우선 당질 제한식을 실행한다고 해서 뇌에서 사용할 포도당이 부족해지는 것은 아니다. 당질 제한식은 고혈당을 개선하는 것으로, 저혈당을 유발하지 않는다. 오히려 혈당치가 정상치로 유지된다. 당질 제한식에서 권하는 채소와 견과류 등에 어느 정도 당질이 함유되어 있기 때문이다.

 그리고 혈당이 일정 이하로 떨어지면 아미노산이나 지방이 분해된 글리세롤도 포도당으로 전환된다. 혈중 포도당 농도를 낮추는 역할은 인슐린만 할 수 있지만, 포도당의 농도를 높이는 것은 아미

노산이나 글리세롤 외에도 글루카곤, 에피네프린, 부신피질스테로이드호르몬 등 여러 가지가 있으므로 저혈당은 고혈당만큼 쉽게 일어나지 않는다. 즉 당질 제한식을 실행한다고 해서 혈당이 부족해지는 경우는 없다.

또 한 가지 중요한 사실은 뇌는 다른 기관보다 포도당을 우선적으로 이용할 수 있다는 점이다. 우리 몸의 세포는 포도당을 받아들일 때 인슐린이 추가로 분비되어야 하지만, 뇌세포나 적혈구는 인슐린의 추가 분비 없이도 포도당을 받아들일 수 있다.

우리 몸의 근육은 지방이 주 에너지원이지만 뇌는 포도당이 주 에너지원이다. 최근에 와서 기관별로 사용하는 에너지원이 이처럼 다른 이유가 밝혀졌다. 여기서 중요한 열쇠가 되는 것이 앞에서도 설명한 GLUT(glucose transporter)라는 당 운반체다.

GLUT는 포도당을 세포 속으로 운반하는 역할을 한다. GLUT에는 여러 가지 종류가 있는데, 골격근이나 심장근에 들어 있는 것은 GLUT4다. GLUT4는 보통 때는 세포 속에 숨어 있다가 인슐린이 추가로 분비되거나 운동을 할 때 표면으로 나온다. 이 때문에 근육의 세포가 포도당을 이용할 수 있는 시간은 한정되어 있다.

하지만 뇌세포의 당 운반체인 GLUT1은 GLUT4와는 달리 항상 세포의 표면에 있기 때문에, 인슐린이 추가로 분비되지 않아도 포도당을 세포 내로 운반할 수 있다. 따라서 뇌는 포도당을 언제든지 이용할 수 있다. 뇌세포 외에도 적혈구나 망막의 세포에도 GLUT1

이 있는데, 이것은 그만큼 인간에게 중요한 부분이라는 의미일 것이다.

참고로 GLUT에는 열세 가지 종류가 있다고 알려져 있으며, 우리 몸은 조직이나 장기에 따라 포도당을 에너지원으로 적절히 나눠서 사용하고 있다.

이처럼 뇌세포는 세포의 특성이 다르기 때문에 최저한의 혈당만 있어도 그것을 이용할 수 있다.

- 당질 제한식을 하면 정상 혈당치를 유지할 수 있다.
- 혈당치가 정상이므로 뇌도 활발히 움직인다.

당질 제한식을 하면 뇌 활동이 둔해진다는 오해는 이제 풀렸으리라 생각한다.

덧붙여 밝혀두고 싶은 것이 있다. 우리는 뇌의 에너지원은 포도당뿐이라고 생각하지만, 그렇지 않다. 가이톤(Arthur C. Guyton)은 자신이 쓴 유명한 생리학 교과서 《임상생리학》에서 다음과 같이 말하고 있다.

"이누이트(북부 알래스카, 캐나다, 그린란드에 사는 인종-옮긴이)는 때때로 완전 지방식을 섭취하는데, 평소에는 포도당만 에너지원으로 이용하는 뇌세포도 이때는 50~70퍼센트의 에너지를 지방의 대사산물인 케톤체에서 얻는다."

즉 뇌는 포도당뿐만 아니라 케톤체도 에너지원으로 사용할 수 있다는 말이다(단, 적혈구는 미토콘드리아를 가지고 있지 않기 때문에 포도당밖에 사용하지 못한다).

뇌가 케톤체를 이용한다는 점을 식사에 활용한 것이 바로 '케톤 식이요법'이다. 케톤 식이요법은 1920년경에 미국에서 시작된 간질 치료법으로, 소아과 의사라면 누구나 알고 있는 식사요법이다.

케톤 식이요법이 증명하는
생리적 케톤체 상승의 안전성

케톤 식이요법은 '난치성 간질' 치료법으로 잘 알려져 있다. 난치성 간질은 일반적인 간질 치료제를 먹어도 경련 발작이 진정되지 않는다.

케톤 식이요법은 칼로리의 80퍼센트를 지방으로 섭취하는 것이다. 미국이나 유럽에서는 80년 전부터 난치성 간질 발작을 억제하는 데 이 치료법을 이용해왔으며 효과도 확실히 증명되었다.

케톤 식사요법과 난치성 간질의 관계는 아직 밝혀지지 않은 부분이 많지만, 케톤체가 발작을 억제하는 데 효과가 있는 것은 확실하다.

난치성 소아 간질의 원인 중 하나로 여겨지는 것이 뇌세포의 GLUT1에 이상이 생겨 뇌가 포도당을 제대로 이용할 수 없는 경우다. 원래 GLUT1은 포도당을 뇌세포 속으로 운반하는 역할을 한다. 그런데 이 GLUT1이 제 기능을 하지 못하면 포도당이 뇌세포까지 운반되지 못해, 결국 뇌는 에너지원 부족으로 간질 발작을 일으킨다.

이때 효과를 발휘하는 것이 케톤 식이요법이다. 지방을 80퍼센트의 비율로 섭취할 경우 혈중 케톤치가 증가하는데, GLUT1의 기능에 문제가 있는 난치성 소아 간질 환자는 이 케톤체를 뇌의 에너지원으로 이용할 수 있기 때문에 간질 발작이 멈추게 된다.

이러한 케톤 식이요법의 메커니즘으로 우리는 몇 가지 사실을 알 수 있다.

첫째, 인간의 뇌는 포도당뿐만 아니라 케톤체도 에너지원으로 이용한다는 점이다. 이것은 80여 년에 걸친 케톤 식이요법의 성과가 증명해주고 있으며, 생리학적으로도 인정받고 있는 명백한 사실이다.

둘째, 케톤 식이요법은 기본적으로 당질 제한식과 같다는 점이다. 두 식사요법 모두 당질이 아니라 지방을 중심으로 에너지를 섭취하기 때문에 대사의 중심도 당질에서 지방으로 바뀐다. 뇌가 케톤체를 에너지원으로 이용한다는 점도 두 식사요법의 공통점이다. 물론 당질 제한식은 포도당과 케톤체를 모두 이용하지만, 케톤체를 사용한다는 점에서는 케톤 식이요법과 같다.

또한 당질을 제한하고 지방과 단백질을 중심으로 하는 식사가 결코 이단이 아니라는 사실도 이 케톤 식이요법을 통해 알 수 있다. 케톤 식이요법은 이미 80년 전부터 난치성 간질을 치료하는 데 이용되어왔다. 잘못된 식사라면 당연히 폐기되었을 것이다. 이누이트는 완전 지방식을 섭취하지만 심장 질환이 거의 없이 건강하게 생활하고 있으며, 농경사회 이전에는 우리 인류의 식생활도 당질 제한식이었다.

케톤체에 대해서는 의사들도 오해를 하는 경우가 있지만, 당질 제한식을 할 때 케톤체가 늘어나는 것은 전혀 위험한 일이 아니다. 케톤 식이요법처럼 일부러 케톤체의 양을 늘려 뇌의 기능을 회복시키는 치료도 있으므로, 이러한 걱정은 선입관에 지나지 않는다.

- 뇌가 케톤체를 이용한다는 사실은 케톤 식이요법이 증명하고 있다.
- 케톤 식이요법과 당질 제한식은 기본적으로 같다.
- 당질 제한식의 안전성은 케톤 식이요법의 성과로도 증명되고 있다.

당질 제한식으로 케톤체가 증가하는 것과 당뇨병이 악화돼서 케톤체가 증가하는 것은 근본적으로 다른 상황이다. 당질 제한식을 하는 경우는 인슐린이 제대로 작용하지만, 당뇨병이 악화되면 인슐린이 제대로 작용하지 않는다. 따라서 당질 제한식에서의 케톤체 증가는 자연스러운 생리 현상이지만, 당뇨병 악화로 인한 케톤체 증가는 비정상적인 상황이다.

케톤 식이요법에 대해 알아두면 당질 제한식으로 케톤체가 증가하는 것을 자연스러운 생리 현상으로 받아들일 수 있을 것이다.

자연스러운 케톤체와 병적인 케톤체

케톤체가 무조건 나쁘다고 생각하는 사람들을 위해, 생리적으로 자연스러운 케톤체 증가와 병리적인 케톤체 증가에 대해 좀 더 자세히 알아보기로 하자.

케톤체란 아세톤, 아세토아세트산, 베타하이드록시부티르산의 총칭이다. 케톤체는 간에서 지방산이 분해되는 과정에서 만들어지는 물질로, 혈액을 타고 다니면서 심장근, 골격근, 신장 등 여러 가지 장기의 에너지원으로 이용되거나 다시 지방산으로 재합성되기도 한다.

케톤체는 인간에게는 일상적인 에너지원이다. 기본 대사의 대부분을 차지하는 골격근이나 심장근에서 소비하는 에너지가 지방산-케톤체라는 에너지 시스템에서 만들어지기 때문이다. 케톤체가 생리적으로 자연스럽게 증가하는 현상은 바로 이 시스템이 활성화됐을 때 일어난다.

지방산-케톤체 에너지 시스템이 활성화되는 대표적인 경우는 단식을 할 때다. 지금은 특별한 상황 외에는 단식을 하는 사람이 없지만, 400만 년이라는 인류의 역사에서 식량 부족은 항상 있어왔던 일이다. 이때 활성화하는 것이 바로 지방산-케톤체 시스템이며, 이로 인해 케톤체가 증가한다.

다시 말해 단식을 할 때 케톤체가 증가하는 것은 생리적으로 자연스러운 현상이다. 이와 마찬가지로 당질 제한식을 할 때 케톤체가 증가하는 것도 지방산-케톤체 시스템이 활성화되어 일어나는 자연스러운 현상이다.

보통 케톤체의 기준치는 26~122 μmol/L로 보지만, 이것은 세 끼 모두 당질을 섭취하는 경우다. 단식 중이거나 당질 제한식 초기에는 케톤체 수치가 2,000~4,000 μmol/L 정도로 상승하다가 차츰 수치가 다시 떨어진다. 참고로 내 경우는 현재 120~400 μmol/L 정도다.

한편 병리적 케톤체 증가는 상황이 완전히 다르다.

당뇨병이 심각하게 악화되면 케톤체의 수치가 극단적으로 높아지는 당뇨병성 케톤산증이 일어난다. 당뇨병성 케톤산증은 인슐린이 부족할 때 발생하는데, 인슐린이 부족하면 인슐린과 반대 작용을 하는 호르몬인 글루카곤이나 카테콜아민, 성장 호르몬이 과다 분비되기 때문에 세포는 포도당을 공급받지 못한다. 그러면 우리 몸은 포도당 대신 지방을 에너지원으로 사용하게 되는데, 이 과정에서 발생하는 찌꺼기가 바로 케톤산이다. 즉 병리적 케톤체 증가는 인슐린이 제대로 작용하지 않은 상태에서 발생하는 대사 이상의 결과물이다. 따라서 지방산-케톤체 시스템이 활성화되어 일어나는 생리적 케톤체 증가와는 명백히 다르다.

케톤산증은 아주 위험한 상태이기 때문에 응급처치가 필요하다. 반면에 생리적인 케톤체 증가는 우리 몸에 도움이 되는 지극히 자연스러운 현상이다. 이 두 가지를 구분 짓는 것은 인슐린의 작용 여부다. 당질 제한식으로 인해 케톤체가 증가하는 경우는 인슐린이 제대로 작용한다. 따라서 고혈당이 일어나지 않는다(오히려 혈당치가 안정적으로 유지된다). 하지만 케톤산증은 인슐린이 작용하지 않기 때문에 혈당이 크게 상승한다.

인슐린이 작용하는 생리적 케톤체 증가와 인슐린이 작용하지 않는 병리적 케톤체 증가를 혼동하지 않기 바란다.

콜레스테롤이란 무엇인가?

당질 제한식은 아무래도 지방이나 단백질을 중심으로 한 식단이 될 수밖에 없다. 이 때문에 콜레스테롤에 신경 쓰는 사람이 많다.

콜레스테롤이란 지방의 한 종류로 우리 몸의 세포막이나 호르몬 등의 원료가 되는 물질이다. 즉 콜레스테롤은 우리 몸에 반드시 필요한 물질이다. 그런데 우리는 이러한 콜레스테롤이 어째서 건강에 나쁘다고 생각하는 걸까? 이것을 설명하기 전에 우선 HDL과 LDL에 대해 알아보기로 하자.

HDL과 LDL은 콜레스테롤과 결합해서 말초조직이나 간으로 운반하는 역할을 하는 지방단백질(지방질을 함유하는 복합 단백질)이다. 이 중에서 HDL은 말초조직에서 남은 콜레스테롤을 간으로 회수하는 역할을 한다. 반면에 LDL은 간에서 합성된 콜레스테롤을 말초조직으로 운반하는 역할을 하는데, 이렇게 운반된 콜레스테롤은 세포막이나 호르몬의 원료가 된다.

이처럼 HDL과 LDL은 모두 우리 몸에 필요하고 중요한 물질이다. 그런데 HDL은 좋은 콜레스테롤이라고 부르면서, 왜 LDL은 나쁜 콜레스테롤이라고 부르는 것일까?

LDL이 악동 취급을 받는 것은 소립자 LDL 때문이다. 소립자 LDL은 작고 밀도가 높은 LDL로, 산화 LDL이 되기 쉬운 특성이 있는데, 이 산화 LDL은 동맥경화의 원인물질이 된다. 산화 LDL이 혈액 속에 생성되면 우리 몸은 이것을 유해한 물질로 인식한다. 그러면 대식세포(매크로파지)라는 면역세포가 이것을 처리하기 위해 모인다. 대식세포는 이물질이나 병원체를 먹어치우는 세포다. 얼핏 보면 고마운 일 같지만 이것이 문제를 일으킨다. 산화 LDL을 먹어치운 대식세포는 힘이 다해 혈관 벽에서 죽는데, 이 잔해가 혈관 벽에 들러붙어 죽상동맥경화를 일으키기 때문이다.

즉 콜레스테롤 중에서도 동맥경화의 원인이 되는 소립자 LDL이나 산화 LDL과 결합된 콜레스테롤이 몸에 나쁜 것이다.

그러면 당질 제한식에서 콜레스테롤이 어떻게 되는지 알아보기로 하자.

몸에 좋은 것을 늘려주는 당질 제한식

콜레스테롤 중에서 HDL과 결합한 것이 많을수록 건강에 좋다. HDL은 남은 콜레스테롤을 회수해 동맥경화의 위험을 줄이기 때문이다.

그런데 당질 제한식을 하면 HDL 콜레스테롤이 늘어난다. 내 경우는 당질 제한식을 시작한 후 이 수치가 99mg/dl로 뛰어올랐다(약을 먹어도 HDL 콜레스테롤 수치가 이 정도까지 오르기는 어렵다). 당질 제한식을 하게 되면 대부분 HDL 콜레스테롤 수치가 증가한다. 물론 수치가 상승하는 정도는 개인차가 있다. 나는 약 1년 동안 43퍼센트가 상승했지만, 두 달 만에 45퍼센트나 올라간 사람도 있고, 반대로 몇 달이 지나도 10퍼센트 상승에 그치는 사람도 있다.

한편 LDL 콜레스테롤 수치는 HDL 콜레스테롤 수치처럼 무조건 올라가지는 않는다. 당질 제한식을 하는 사람에 따라 올라가는 경우도 있고 내려가는 경우도 있다. 하지만 앞에서도 이야기했듯이 LDL 자체는 우리 몸에 반드시 필요한 물질로 위험한 것이 아니다. 문제가 되는 것은 소립자 LDL이다. 이 수치는 직접 측정할 수는 없기 때문에 중성지방이 많고 HDL 콜레스테롤이 적을 경우 소립자 LDL이 많다고 본다.

그런데 당질 제한식을 실행하면 HDL 콜레스테롤이 늘어나고 중성지방이 감소한다. 나는 당질 제한식을 하기 전에는 중성지방 수치가 85mg/dl이었으나 당질 제한식을 시작한 후 50mg/dl로 크게 떨어졌다. 당질 제한식을 하는 사람들 대부분이 이러한 변화를 경험한다. HDL 콜레스테롤이 증가하고 중성지방이 감소한다는 것은 소립자 LDL이 감소한다는 의미이므로 전체적인 콜레스테롤 상태도 좋아진다.

하지만 이러한 사실을 설명해도 여전히 걱정을 떨쳐버리지 못하는 사람들이 있다. 아마도 일본동맥경화학회의 가이드라인(정확히 말하면 변경 전 가이드라인) 때문일 것이다. 이번에는 이 가이드라인에 대해서 이야기를 나눠보자.

콜레스테롤의 가이드라인

2007년 4월에 일본동맥경화학회는 새로운 가이드라인을 발표했다. 변경된 내용 중에서 핵심이 되는 것은 다음 두 가지다.

❶ 고지혈증이라는 병명을 지질 이상증으로 바꾼다.
❷ 총 콜레스테롤 수치를 진단 기준에서 제외한다.

가이드라인이 변경된 것은 기존의 지침에 문제가 있었기 때문이다. 옛날에는 총 콜레스테롤 수치가 높으면 관상동맥 질환에 걸릴 가능성이 높다고 여겼다. 그러나 당시 일본의 기준(220mg/dl)은 심근경색이 3배나 많은 미국의 기준(240mg/dl)보다 훨씬 엄격하게 설정되어 있었다. 게다가 홋카이도 대학교에서는 총 콜레스테롤 수치가 높은 것과 심근경색은 전혀 관계가 없다는 연구 결과를 발표했다.

2007년도에 학회는 이러한 비판과 연구 결과를 수렴해서 총 콜레스테롤 수치를 진단 기준에서 제외하기로 한 것이다. 고지혈증을 지질 이상증으로 변경한 데에도 진단 기준의 변화가 반영되었다. 새로운 기준은 다음과 같다.

지질 이상증의 진단 기준
- LDL 콜레스테롤 수치가 140mg/dl 이상
- HDL 콜레스테롤 수치가 40mg/dl 미만
- 중성지방 수치가 150mg/dl 이상

변경되기 전의 지침에도 HDL 콜레스테롤 수치가 낮은 것이 기준에 포함되어 있었지만, 고지혈증이라는 병명으로 한데 묶여 있었다. 그러나 HDL 콜레스테롤 수치가 낮은 경우를 고지혈증이라고 부르는 것은 적합하지 않다고 판단하고 '지질 이상증'으로 병명을 변경했다.

변경된 내용의 요점은 다음과 같다.

- 총 콜레스테롤 수치를 중시하지 않는다.
- HDL 콜레스테롤 수치가 높으면 안전, 낮으면 위험하다고 판단한다.

그런데 당질 제한식을 하는 사람은 총 콜레스테롤과 LDL 콜레스테롤에 대해 항상 걱정한다. 혈액 검사에서 이 두 가지 수치가 높으면 의사로부터 '주의하라'는 말을 듣기 때문이다. 하지만 걱정할 필요가 없다.

2007년에 개정된 가이드라인에서는 총 콜레스테롤이 이미 진단기준에서 제외되었다. "총 콜레스테롤 수치가 높으니 조심하라"는 것은 지침이 바뀐 줄도 모르고 하는 소리다.

하지만 LDL 콜레스테롤이라면 여전히 문제가 남아 있다. LDL 콜레스테롤은 위험인자별로 기준을 정하는데, 여기서 위험인자란 고혈압, 당뇨병, 흡연, 심근경색 가족력, 고령, HDL 콜레스테롤 40mg/dl 미만이다. 그리고 이 인자가 하나도 없으면 '저위험군', 두 가지까지는 '중간위험군', 그 이상은 '고위험군'으로 본다.

개정된 가이드라인에서 '목표'로 삼고 있는 LDL 콜레스테롤 수치는 저위험군은 160mg/dl 미만, 중간위험군은 140mg/dl 미만, 고위험군은 120mg/dl 미만, 심근경색이나 협심증이 있는 사람은 100mg/dl 미만이다.

그런데 미국은 이 수치가 조금 다르다. 저위험군은 190mg/dl 이상, 중간위험군은 160mg/dl 이상, 고위험군은 140mg/dl 이상이 되면 '약물 치료'를 권고한다.

가장 많은 사람들이 해당하는 '중간위험군'을 비교해보면, 일본의 기준인 140mg/dl은 상당히 엄격하다는 생각이 든다. 미국은 심근경색이 일본의 3배나 된다. 그런 미국도 기준치가 160인데 어째서 일본의 가이드라인은 140일까?

이것을 치료비로 환산할 경우 일본은 2,000억~3,000억 엔의 의료비가 더 지출되는 셈이다.

앞에서도 설명했듯이 당질 제한식을 하는 경우 LDL 콜레스테롤 수치는 각자 다르게 나타난다. 그중에는 140mg/dl을 조금 넘는 경우도 있을 것이다. 하지만 당질 제한식을 하면 HDL 콜레스테롤 수치가 높아지므로 그만큼 콜레스테롤로 인한 위험은 감소한다.

이제 문제는 LDL이라기보다는 소립자 LDL이라는 것을 알았을 것이다. 소립자 LDL과 관계가 있는 것은 중성지방 수치가 높거나 HDL 콜레스테롤 수치가 낮아지는 상태다.

하지만 당질 제한식을 실천하면 중성지방은 감소하고 HDL 콜레스테롤은 상승한다. 소립자 LDL 콜레스테롤이 감소하는 것이므로 콜레스테롤에 대해서는 걱정할 필요가 없다.

당질 제한식은 1형 당뇨병에도 효과가 있는가?

이 책에서는 주로 2형 당뇨병 환자들을 대상으로 당질 제한식을 설명하고 있다. 첫 번째 책인 《당뇨병엔 밥 먹지 마라》도 마찬가지였다. 그래서 독자들로부터 1형 당뇨병에는 당질 제한식이 효과가 없느냐는 질문을 자주 받는다.

결론부터 말하자면 당질 제한식은 1형 당뇨병에도 효과가 있다. 아니, 당질 제한식을 하지 않으면 1형 당뇨병은 오히려 위험하다고 할 수 있다. 1형 당뇨병 환자가 당질 섭취량을 생각하지 않고 인슐린을 맞는 것은 눈감고 차를 운전하는 일만큼이나 위험하다. 1형 당뇨병은 혈당치가 400까지 올랐다가 30으로 떨어지는 등 혈당치의 기복이 극도로 심한 경우가 많은데, 이것은 당질의 양을 고려하지 않고 식사를 하기 때문이다.

예를 들어 효과가 바로 나타나는 인슐린을 8단위 주사한 다음 저녁 때 비프스테이크를 300그램 먹었다고 하자. 스테이크만으로도 배가 부르기 때문에 곁들여 나오는 감자와 빵은 먹지 않았다. 그러면 즉시 저혈당 증상이 일어난다. 비프스테이크에는 당질이 거의 들어 있지 않기 때문이다. 칼로리만 신경 쓰면 이런 일도 일어날 수 있으므로 1형 당뇨병은 당질 관리가 반드시 필요하다(실제로 서양에서는 당질 관리식을 실천하고 있는 1형 당뇨병 환자가 많다).

1형 당뇨병의 경우는 당질 제한식을 실행하면 인슐린의 투여량을 줄일 수 있다. 물론 인슐린을 완전히 끊을 수는 없지만, 투여량이 줄어들기 때문에 혈당치가 심하게 오르락내리락하지 않는다.

그러나 1형 당뇨병은 당질 제한식만으로는 한계가 있다. 예를 들어 혈당치를 높이는 것은 기본적으로 당질이며, 단백질과 지방을 섭취한다고 해서 혈당치가 급격하게 올라가지 않는다는 것은 정상인과 2형 당뇨병에 해당하는 경우다. 1형 당뇨병은 이에 대한 데이터가 없다.

다카오 병원의 진료 경험에 따르면, 1형 당뇨병 환자들은 단백질을 섭취했을 경우 혈당치가 상당히 올라가는 듯했으며, 지방으로도 조금은 올라가는 것 같았다. 따라서 당질 제한식으로 혈당 조절이 어려운 사람도 있다. 다카오 병원에 입원한 환자들을 봐도 당질 제한식으로 혈당치가 안정된 경우도 있었고, 효과가 적은 경우도 있었다.

또한 혈당치는 스트레스를 받아도 상승한다. 특히 1형 당뇨병은 극단적이라고 할 만큼 급격하게 상승하기도 한다.

이러한 문제 때문에 1형 당뇨병은 당질 제한식만으로는 혈당치 조절이 어렵다. 하지만 당질 제한식이나 당질 관리식을 하는 편이 혈당치를 조절하는 데는 훨씬 유리하다. 1999년에 미스 아메리카로 선발된 니콜 존슨도 1형 당뇨병이었지만, 당질 관리식으로 혈당치를 조절하는 데 성공했고, 자신의 투병 경험을 책으로 내기도 했다. 그녀는 지금도 당질 관리식을 꾸준히 실천하고 있다고 한다.

1형 당뇨병에 대해서는 2장에서도 소개한 《번스타인 의사의 당뇨병 해결》이라는 책이 큰 도움이 될 것이다.

신장이나 췌장이 나빠진다? NO!

당질 제한식을 따를 경우 지방과 단백질을 많이 섭취하게 된다. 그런데 이 때문에 신장이나 췌장이 나빠지지는 않는지 걱정하는 사람이 있다. 결론부터 말하면, 지방과 단백질이 많은 식사를 해도 신장이나 췌장이 나빠지는 일은 없다.

 하지만 신장이나 췌장 기능에 이상이 있는 사람은 이 식사요법을 하지 않는 것이 좋다. 당질 제한식은 고단백질 식사다. 따라서 이미 신장에 문제가 있는 사람이 고단백질 식사를 하면 신장 기능을 나타내는 크레아틴 수치가 빨리 올라갈 가능성이 있다(크레아틴 수치의 상승은 신장 기능의 저하를 나타낸다—옮긴이). 또한 당질 제한식은 지방이 많은 식사이므로, 이미 췌장의 기능이 좋지 않은 사람은 소화효소가 많이 분비되어 약해진 췌장에 더욱 부담을 주게 된다. 따라서 당질 제한식은 신장과 췌장에 이상이 있는 사람에게는 맞지 않다. 이 점을 꼭 명심하기 바란다.

이 경우를 제외하면 지방과 단백질의 비율이 높은 식생활을 해도 신장이나 췌장이 나빠지지 않는다. 앞에서도 설명했듯이 우리 몸에는 원래 지방을 에너지로 이용하는 회로가 있다. 그리고 이 회로는 당질을 에너지로 이용하는 회로보다 성능도 좋고 우리 몸에도 더 잘 맞는다. 인류 역사를 보더라도 농경사회가 정착되어 당질을 많이 섭취하기 전에 이미 오랫동안 지방과 단백질 위주의 식생활을 해왔음을 알 수 있다. 인류가 오랫동안 유지해온 지방과 단백질 중심의 식생활이 우리 몸에 나쁠 리가 없다.

실제로 이누이트는 당질은 거의 섭취하지 않고 지방과 단백질을 주로 먹지만 건강하게 장수하고 심근경색, 당뇨병, 알레르기 질환도 적다. 물론 신장이나 췌장이 나쁜 사람도 별로 없다. 당질 제한식은 우리 몸에 잘 맞고 자연스러운 식사다. 이에 대해서는 첫 번째 책인《당뇨병엔 밥 먹지 마라》를 참고하기 바란다.

이번에는 당질 제한식이 신장과 췌장에 나쁜 영향을 주지 않는다는 사실을 좀 더 자세히 살펴보자.

당질 제한식은 고단백·고지방 식사다. 하지만 이러한 식사 때문에 갑자기 췌장에 문제가 생겼다는 보고는 들어본 적이 없다. 단, 어떤 요인으로 이미 췌장염이 생긴 사람이라면 고단백·고지방 식사를 할 경우 췌장의 효소 분비가 촉진되어 췌장이 악화될 수 있다.

실제로 급성췌장염은 약 80퍼센트 이상이 담도 질환과 지나친 과음 때문에 일어난다. 나머지 20퍼센트 정도는 약물 사용이나 유행성이하선염 같은 감염증, 고칼슘혈증, 고중성지방혈증이 원인이다.

고중성지방혈증은 당질 제한식으로 빠른 시간 안에 개선할 수 있다. 특히 슈퍼 당질 제한식을 철저하게 실천할 경우 중성지방치는 항상 40~80mg/dl 정도로 유지된다. 이처럼 당질 제한식은 중성지방치를 낮춰주기 때문에 오히려 췌장의 염증을 예방하는 데도 도움이 된다.

고단백·고지방 식사가 정상 기능을 하는 신장에 나쁜 영향을 미친다는 연구 결과 역시 보고된 바 없다. 단, 신장에 이상이 있는 사람은 고단백 식사를 할 경우 더 악화될 수 있다.

신장 기능 장애는 만성신장염, 당뇨병, 고혈압 등이 원인으로 일어나며, 신장 기능 장애가 진행되면 신부전이 되고 여기서 더 악화되면 인공투석을 해야 한다. 인공투석까지 진행되는 경우는 당뇨병성 신증이 전체의 38퍼센트로 가장 많다. 당뇨병으로 투석을 받는 사람은 최근 10년 동안 2배 가까이 늘어났다.

당질 제한식은 약에 의존하지 않고 당뇨병을 치료하는 요법이므로, 신장 기능 장애가 일어날 위험도 그만큼 적다.

Q&A
당질 제한식은
고요산혈증을 일으키나요?

 요산은 핵산의 일종인 푸린이 우리 몸속에 들어오면 자동적으로 분해되면서 만들어지는 노폐물입니다. 요산의 농도가 높아지면 관절 같은 곳에 축적되어 염증성 관절염인 통풍을 일으키거나, 소변의 pH(산성도)가 낮아져서 요로결석이 쉽게 생기기도 합니다.
 당질 제한식은 단백질이나 지방 위주의 식사법입니다. 그렇다면 당질 제한식과 요산의 농도는 어떤 관계가 있을까요? 당질 제한식을 하면 요산의 농도가 높아질까요? 기본적으로 당질 제한식은 요산의 농도에 별로 영향을 미치지 않습니다.
 요산은 소변의 pH가 낮아지면(산성을 띠면) 잘 녹지 않기 때문에 당질 제한식을 하면 소변이 산성화되어 결석이 쉽게 생길 거라고 걱정하는 사람도 있습니다. 물론 당질 제한식 초기에는 혈액의 pH가 떨어지므로 소변의 pH도 떨어질 것입니다. 하지만 우리 몸이 서서히 생리적으로 안정되면서 소변의 pH도 정상수치로 돌아오기 때문에 걱정할 필요가 없습니다.

당질 제한식은 고단백 식사이기 때문에 결국 푸린이 많이 함유된 식품을 먹는 것이 아니냐고 걱정하는 사람도 있습니다. 하지만 모든 단백질 식품에 푸린이 많이 함유된 것도 아니고, 당질 제한식이라고 해서 보통 식사와 특별히 차이 나는 것도 아닙니다.

더욱이 최근에는 푸린의 양이 감소한다고 해서 요산 수치가 절대적으로 낮아지는 것은 아닌 것으로 밝혀졌습니다. 가고시마 대학병원의 통풍전문의 오사메 미쓰히로 교수에 따르면, 요산 수치를 상승시키는 요인을 위험도가 높은 순서대로 배열하면 다음과 같다고 합니다.

① 스트레스, ② 비만, ③ 지나친 음주, ④ 격렬한 운동, ⑤ 푸린 과다 섭취

즉 식사로 푸린을 섭취하는 것은 다섯 가지 요인 중에서 위험도가 가장 낮습니다. 우리 몸속에서 만들어지는 요산의 양은 하루에 약 700mg/dl입니다. 이 중에서 식사로 섭취한 푸린으로 만들어지는 요산의 양은 약 100mg/dl에 불과합니다. 그만큼 푸린은 다른 위험요소보다 영향이 적은 셈이지요.

하지만 푸린이 많이 함유된 식품은 조심하는 편이 좋다고 생각

합니다.

❶ 푸린이 특히 많이 함유된 식품(100그램 중에 300mg/dl 이상) : 닭간, 이리(생선의 뱃속에 있는 정액 덩어리)
❷ 푸린이 많이 함유된 식품(100그램 중에 200~300mg/dl) : 돼지 간, 쇠간, 가다랑어, 정어리 등

무엇보다 당질 제한식을 하면 살이 빠져 오히려 고요산혈증 예방에 도움이 될 것입니다.

칼럼

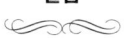

케톤체의 냄새는 일시적이다

당질 제한식을 시작한 뒤 몸에서 냄새가 난다고 말하는 사람이 가끔 있다.

지방을 중심으로 식생활을 하게 되면 혈액 속에 케톤체가 늘어난다. 불필요한 케톤체는 소변이나 호흡에 섞여 배출되는데, 이때 달콤하면서도 시큼한 냄새가 나기도 한다. 하지만 이것은 일시적인 현상이다.

당질 제한식을 시작한 초기에는 지방을 연소하는 회로가 충분히 작동하지 않는다. 즉 몸이 케톤체를 제대로 이용하지 못하기 때문에 케톤체의 농도가 높아진다. 몸에서 냄새가 나는 것은 이 농도 짙은 케톤체가 소변이나 호흡을 통해 배출되기 때문이다.

그러나 당질 제한식을 계속하다 보면 지방을 사용하는 회로가 익숙하게 돌아가 케톤체의 농도도 떨어진다. 물론 당질 중심의 식생활보다는 케톤체의 농도가 높지만, 당질 제한식을 시작한 초기보다는 농도가 훨씬 낮아진다. 그러면 소변이나 호흡으로 배출되던 케톤체의 농도도 낮아지기 때문에 더 이상 냄새가 나지 않는다.

앞에서도 이야기했듯이 당질 제한식 초기에 소변의 케톤체 농도가 높아지는 현상 역시 걱정할 필요 없다. 당뇨병이 악화돼서 케톤체 수치가 높아지는 것은 아주 위험한 일이지만, 당질 제한식 초기에 케톤체 수치가 높아지는 것은 자연스러운 생리 현상이기 때문이다.

당뇨병이 악화돼서 케톤체 수치가 상승하는 것은 인슐린이 제대로 작용하지 않기 때문에 일어나는 이상 사태다. 그러나 당질 제한식으로 인해 케톤체 수치가 상승하는 것은 인슐린이 제대로 작용하는 상태이므로, 당뇨병이 악화됐다는 신호가 아니라 몸이 케톤체를 충분히 이용하지 못해서 일어나는 일시적 현상이다. 당질 제한식을 계속해나가면 몸이 케톤체를 제대로 이용하게 되고, 케톤체 수치도 내려간다. 물론 그래도 당질을 중심으로 식생활을 하는 사람보다는 높겠지만, 이것도 걱정할 필요는 없다.

나는 당질 제한식 초기에 케톤체 수치가 2,300까지 올라갔으나, 지금은 120~400으로 안정되었다. 당질 제한식을 장기간 실천하는 사람이 이 정도 수치라면 정상치라고 할 수 있다.

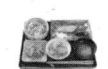

6

현대인에게 필요한 당질 제한

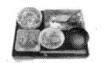

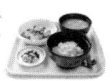

이 장에서는 당뇨병 대책과 예방,
그리고 앞으로의 식사와 현대에 필요한 식생활에 대해 생각해본다.

당질 제한은 인간 본래의 식사

인간의 식생활 역사를 돌이켜볼 때, 당질 제한식은 당질을 주식으로 하는 현대인의 식사보다 인간 본래의 식사에 가깝다.

인류가 출현한 지 400만 년이 지났지만, 당질을 주식으로 하게 된 것은 고작 1만 년밖에 되지 않는다. 지금처럼 곡물을 주식으로 먹기 시작한 것은 기원전 8,000년부터다. 그전에는 동물의 고기나 뼈, 어패류, 곤충, 산나물을 주로 먹었고, 때때로 나무열매나 야생과일 등으로 당질을 섭취했다.

이러한 식생활을 몇 백만 년이나 계속해온 인류에게 당질을 적게 섭취하는 식사는 이단이 아니라 오히려 본연의 식사였다. 실제로 그린란드나 알래스카에 사는 이누이트는 날생선과 날고기 위주의 전통적인 식생활을 유지했을 때 오히려 심근경색, 뇌경색, 당뇨병, 알레르기 질환 등이 훨씬 적었다.

인체의 기능 면에서도 당질 중심의 식생활에 대응하는 능력보다 지방이나 단백질 중심의 식사에 대응하는 능력이 훨씬 뛰어나다. 이것을 가장 확실히 보여주는 것이 인슐린이다. 당질을 섭취하면 혈당치가 급격히 올라가기 때문에 우리 몸은 그것을 낮추려고 한다. 그런데 우리 몸의 기능 가운데 혈당치를 낮추는 것은 인슐린뿐이기 때문에 인슐린을 분비하는 기능이 약해지면 대신할 수 있는 것이 전혀 없다. 즉 인체는 고혈당에 대한 대비책이 별로 없는 셈이다.

반면 저혈당에 대해서는 대비책이 다양하다. 글루카곤, 에피네프린, 부신피질호르몬 등에는 혈당을 높이는 기능이 있는데, 이 중 어느 하나가 제대로 작동하지 않아도 다른 것으로 충분히 보완할 수 있다. 따라서 당질을 섭취하지 않아도 저혈당이 되지 않고, 물만 있으면 지방을 에너지원으로 한두 달은 살아갈 수 있다.

우리 몸이 고혈당에는 충분히 대응하지 못한다는 것은 당질만 섭취하는 식생활은 인간 본래의 식생활이 아니라는 의미다. 곡물을 주식으로 먹으면 혈당이 높아져 혈당을 내려야 할 필요가 생기는 것이다.

어쩌면 우리 인간은 당질이 아니라 지방이나 단백질을 먹고 살아가도록 만들어진 게 아닐까?

당질을 제한한 식사는 인간에게 자연스러운 식사다. 따라서 건강을 유지하는 데도 도움이 된다. 하지만 그렇다고 당질 제한식이 인류에게 최상의 식사라는 말은 아니다. 곡물에는 이와는 다른 중요한 이점이 있기 때문이다.

인류를 지탱하는 곡물

 당질 제한식이 인간 본래의 식사이고 건강에도 좋다고 하지만 모두가 이 식사법을 실행할 수는 없다. 그렇게 했다가는 먹을 것이 절대적으로 부족해질 것이다.
 농경사회가 시작될 때까지 지구의 인구는 지금과는 비교도 안 될 정도로 적었다. 즉 농사를 짓게 되면서 많은 사람들이 먹고살 수 있게 되었고, 그 결과 인구도 폭발적으로 늘어났다. 현재 인류는 60억을 넘어섰다. 이렇게 많은 사람들이 먹고살기 위해서는 농사가 반드시 필요하다. 그렇지 않으면 많은 사람들이 굶어 죽을 것이다. 따라서 경우에 따라 식생활을 분리할 필요가 있다.
 우선 당뇨병이 아닌 사람은 현미채식에 생선이나 적당한 양의 육류가 포함된 식사로도 충분히 건강을 유지할 수 있다. 당질 중심의 식생활로 인해 생활습관병이 늘어난 것은 사실이지만, 이것은 어디까지나 정제된 탄수화물을 많이 먹고 운동을 적게 하기 때문이다. 일본이나 한국은 수십 년 전까지만 해도 일상생활 자체가 주로 몸을 움직이는 것이었고, 현미나 잡곡 위주로 곡물을 섭취했으며 채소와 생선을 즐겨 먹었다. 이런 식사를 계속했다면 생활습관병도 이 정도까지 늘어나지는 않았을 것이다.

단, 두세 살 된 어린아이는 이도 다 나지 않고 소화 기능도 미숙하기 때문에 현미를 먹이지 않는 게 좋다. 흰쌀을 먹고, 대신 채소와 생선으로 식이섬유나 비타민, 미네랄 등을 충분히 섭취하도록 한다.

한편 당뇨병이 있는 사람은 지금까지 설명한 대로 당질 제한식이 필요하다. 당질만 제한하면 건강한 사람과 다름없는 생활을 할 수 있다.

물론 이것은 인류 전체를 생각했을 때의 이야기다. 가능하다면 당뇨병이 아닌 사람도 당질 제한식을 하는 것이 건강을 유지하는 데 훨씬 도움이 된다. 당질을 제한하면 그만큼 포도당 미니 스파이크가 적어지므로 당뇨병에 걸릴 위험도 낮아진다.

당질과 운동-피마인디언의 예

인간이 곡물을 재배하게 되면서 인구는 비약적으로 늘어났다. 오늘날 60억이 넘는 인류의 삶을 지탱하려면 곡물 없이는 불가능하다. 하지만 현재의 생활 패턴은 당질 중심의 식생활과 맞지 않는 부분이 있다는 점도 주목해야 한다. 그 문제점 가운데 하나가 바로 운동이다.

미국의 애리조나에는 피마인디언이 살고 있다. 그들은 전통적으로 옥수수나 밀 등을 재배해왔는데, 옛날에는 비만이나 당뇨병은 찾아볼 수 없었다. 그런데 원주민 보호구역으로 지정되어 정부로부터 일체의 생활을 지원받게 되면서 원주민의 50퍼센트가 당뇨병 환자이고 성인의 90퍼센트가 고도 비만이 되었다.

이것은 라이프스타일의 변화 때문이다. 그들은 원래 엄청난 노동량을 소화해내던 사람들이었다. 곡식을 경작하고 수확하던 그들이 지금은 농경생활을 그만두고 미국인과 똑같은 생활을 하고 있다. 햄버거와 감자튀김을 먹고 운동량은 10분의 1로 줄었다.

당질 중심의 식생활을 하더라도 운동량이 많으면 살이 찌거나 당뇨병에 걸릴 위험이 낮다. 실제로 멕시코에 살고 있는 피마인디언들은 현재도 전통적인 생활양식을 이어가고 있기 때문에 당뇨병이나 비만이 거의 없다.

피마인디언은 오랜 역사 속에서 기아의 위기를 수도 없이 넘겨온 사람들이다. 그 결과 그들은 적은 음식물로도 생명을 오래 유지할 수 있는 유전적 요소를 가지게 되었다. 1995년에 발견된 이 '검약유전자'는, 베타아드레날린 수용체라는 물질에 관여하는 유전자에 변이가 생긴 것이다. 이 때문에 이들은 같은 칼로리를 섭취해도 기초대사량이 낮아 아주 적은 양의 에너지로도 생존할 수 있게 되었다.

그런데 현대문명이 그들의 라이프스타일을 바꾸어놓으면서 그들의 생존을 도왔던 검약유전자는 할 일이 없어졌다. 이제 그것은 당뇨병을 일으키는 주범이 되었다.

우리에게도 검약유전자가 있다

당질 제한식을 실천해도 살이 빠지지 않는 사람이 드물게 있다.

요시다 도시히데(교토 부립의대 임상교수로 비만 치료 전문) 선생의 저서 《일본인에게 가장 잘 맞는 다이어트》에 따르면, 일본 여성의 기초대사량은 개인에 따라 큰 차이가 나는데, 적게는 600kcal, 많게는 2,400kcal라고 한다.

기초대사란 생명을 유지하는 데 필요한 최소한의 에너지를 말한다. 여기에 활동으로 소비되는 에너지와 음식물 섭취 중에 소비되는 에너지를 합한 것이 전체 소비 에너지다.

전체 소비 에너지 = 기초대사 + 활동으로 소비되는 에너지 + 음식물 섭취 중에 소비되는 에너지

음식물 섭취 중에 소비되는 에너지는 일본인의 경우 평균 200kcal, 활동으로 소비되는 에너지는 개인차가 크기는 하지만 대략 500kcal 이내다. 하지만 기초대사는 여성의 경우 평균 1,200kcal, 남성은 1,500kcal나 되므로 수치상으로 볼 때 가장 높은 비율을 차지한다.

따라서 가장 비율이 높은 기초대사가 극단적으로 적으면 살이 빠지기 어려울 수밖에 없다. 예를 들어 기초대사가 600이라면 좀처럼 살이 빠지지 않을 것이다.

요시다 선생은 피마인디언들의 검약유전자에서 힌트를 얻어 비만 환자들의 유전자를 조사해보았다. 그 결과 전체의 34퍼센트가 검약유전자를 가지고 있었다. 이것은 꽤 높은 수치다. 일본인의 경우 이 유전자가 있으면 하루 기초대사량이 200kcal나 떨어져 같은 양을 먹어도 남들보다 쉽게 살이 찌고 잘 빠지지 않는다.

기아로 고통 받던 시절에는 생존에 유리했던 검약유전자가 현대에 와서는 비만 유전자가 되어 우리 몸에 악영향을 미친다니 참으로 안타까운 일이 아닐 수 없다.

당질 제한식을 하는데도 살이 빠지지 않는다면 이 검약유전자를 갖고 있을지도 모른다. 이런 사람은 칼로리를 200kcal 이상 적게 섭취하면 살이 빠지기 시작한다. 단, 무리하면서 칼로리를 낮추는 것은 좋지 않다.

경제적인 이득과 손실

당질 제한식의 최대 장점은 포도당 스파이크가 없다는 점이다. 현미는 GI가 낮은 식품이지만 당뇨병이 없는 건강한 사람이 먹어도 스파이크는 어느 정도 일어난다. 따라서 당뇨병이 있는 사람은 현미만으로도 스파이크가 상당하며, 흰 빵을 먹으면 더 큰 스파이크가 일어난다.

포도당 스파이크가 없다는 것은 체내의 대사가 안정된 상태라는 말이다. 스파이크가 있으면 인슐린이 추가로 분비되거나 단백질이나 당질 대사가 조정되는 등 체내의 균형을 유지하기 위해 여러 가지 기능을 혹사하게 된다. 하지만 스파이크가 없으면 이러한 무리는 할 필요가 없다. 대사가 안정되면 혈관이나 심장, 뇌 등의 기능도 안정되어 병에도 잘 걸리지 않는다.

이처럼 당질 제한식에는 많은 이점이 있지만 한 가지 단점이 있다. 바로 식비 문제다. 쌀이나 보리 같은 곡물이나 감자류는 비교적 싼값에 칼로리를 섭취할 수 있지만, 당질 제한식을 하면 아무래도 식비 지출이 늘어나게 된다.

하지만 당질 제한식이 경제적 손실만 있는 것은 아니다. 병원비 절약이라는 이득도 있다. 당뇨병 환자가 당질 제한식을 하게 되면 내복약은 기본적으로 먹지 않아도 되고 인슐린을 3분의 1 이하로 줄일 수 있기 때문에 그만큼 병원비를 아낄 수 있다. 당뇨병 예비군은 발병을 예방할 수 있으므로 병원에 갈 일이 없게 된다.

당질 제한식은 당뇨병이 있거나 예비군인 사람에게는 경제적으로도 이점이 많은 식사라 할 수 있다.

심리적으로 안정된다

당질 제한식의 또 한 가지 장점은 마음이 안정된다는 것이다.

한때 어린이들의 공격성이나 주의력 결핍 등이 사회 문제가 된 적이 있다. 윌리엄 더프티는 세계적으로 엄청난 반향을 불러일으킨 그의 책 《슈거블루스(sugar blues)》에서 미국의 어린이들이 설탕을 너무 많이 먹은 탓에 혈당치의 기복이 심해져 심리적으로 불안정해지고 있다고 지적했다.

혈당치가 격렬하게 변동해서 대사가 불안정해지고 그 결과 여러 가지 심리적 장애가 발생한다는 것이다. 이것은 맞는 이야기지만, 하나 덧붙이자면 혈당치를 급변시키는 것은 설탕만이 아니다. GI가 높은 식품은 전부 여기에 해당한다. 앞에서도 이야기했듯이 설탕보다는 오히려 흰 빵이 혈당치를 더 급격히 상승시키므로 설탕만 문제 삼는 것은 충분하지 않다.

GI가 높은 식품이란 정제된 탄수화물을 말한다. 현대사회에서 심리적으로 불안정한 아이들이 늘어가는 것은 정제된 탄수화물을 지나치게 섭취하기 때문이다. 그런데 당질 제한식에서는 정제된 탄수화물을 제한하기 때문에 혈당치의 기복이 심하지 않고 그 결과 심리적으로도 안정을 찾게 된다.

당질 제한식에서 많이 먹는 생선도 심리적 안정에 도움을 준다. 생선에 풍부하게 들어 있는 EPA가 마음을 안정시켜주기 때문이다. EPA는 뇌의 대사를 안정시키고 마음을 진정시키는 효과가 있다.

이렇게 보면 옛날 사람들의 식생활은 마음을 안정시키는 데도 효과가 있었을 것 같다. 수십 년 전만 해도 흰쌀이 아닌 현미로 밥을 지었고, 보리밥이나 잡곡밥을 먹었으며 생선도 자주 먹었다. 현미와 잡곡은 GI가 낮기 때문에 당뇨병이 없는 사람이 먹으면 혈당치가 급격하게 올라갈 일이 없고, EPA가 풍부한 생선을 많이 섭취해서 뇌의 대사도 안정되었을 것이다. 최근에 정서가 불안정하고 공격성을 보이는 아이들이 늘어난 것은 전통적인 식생활의 부재 때문이 아닌가 생각한다.

당질 제한식이 심리적 안정에 도움이 되는 이유는 다음과 같다.

- 당질이 적기 때문에 혈당치의 기복이 적고 대사가 안정된다.
- 생선에 들어 있는 EPA가 뇌의 대사를 안정시킨다.

맞춤 식사

 서양 의료계에서는 '맞춤 치료'를 도입하고 있다. 맞춤 치료란 모든 병을 같은 방법으로 치료하는 것이 아니라, 개개인의 체질에 맞춰 가장 효과적인 치료 방법을 선택하는 것을 말한다.
 예를 들어 폐암 치료제인 이레사는 어떤 환자에게는 효과가 있지만 부작용으로 사망하는 사례도 다수 보고되었다. 같은 약이라도 똑같은 효과가 나타나는 것이 아니라, 치명적인 부작용이 생기기도 하는 것이다.
 그러나 유전자 수준에서 체질을 파악하면, 약을 사용하기 전에 어떤 사람에게 어떤 약이 효과적이고 어느 정도의 부작용이 나타날지 예측할 수 있다. 그러면 같은 폐암이라도 '이 사람에게는 A약', '저 사람에게는 B약'과 같은 식으로 각 개인에게 맞는 치료법을 선택할 수 있게 된다. 이것이 바로 맞춤 치료다.

의료도 맞춤 치료의 시대인 만큼 식사에 대해서도 '맞춤 식사'를 도입하는 것이 좋다고 생각한다. 예를 들어 나는 이런 말을 자주 한다.

"당질대사 기능이 정상인 사람은 GI가 낮은 현미생선채식에 적당한 양의 육류로 구성된 식사를 하면 당뇨병을 예방할 수 있습니다. 주식으로는 현미 외에도 GI가 낮은 메밀국수나 통밀빵 등이 좋습니다. 현미생선채식은 당뇨병이 아닌 사람에게는 예방 효과가 있기 때문이죠.

어렸을 때부터 현미생선채식처럼 GI가 낮은 식품을 중심으로 식생활을 하면, 당뇨병에 걸릴 위험도 낮아질 것입니다. 기름진 음식을 좋아한다면 올리브오일을 많이 사용하는 지중해식 식사도 괜찮겠지요.

하지만 당뇨병이 있는 사람에게는 당질 제한식이 가장 효과적입니다."

'맞춤 식사'란 이런 식으로 각 개인의 상황이나 기호를 고려한 선택지를 준비해서 의사나 영양사가 식사 지도를 하는 것이다.

기존의 칼로리 제한과 고탄수화물 식사요법을 택한다면 당뇨병 같은 생활습관병에서 벗어날 수 없다. 정제된 탄수화물 중심의 식사를 오랫동안 계속한다면, 당질대사가 정상인 사람도 당뇨병에 걸릴 수 있다.

가장 좋은 방법은 당뇨병이 없을 때는 정제된 탄수화물을 피하고, 당뇨병이 생기면 당질 자체를 멀리하는 것이다. 물론 이 경우에도 자신의 기호에 맞는 몇 가지 선택지를 준비한다.

개인의 상황과 기호를 고려한 식생활은 당뇨병 등의 현대병에 대처하는 데 적절한 방법이 될 것이다.

칼럼

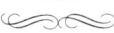

당질 제한이 필요 없는 사람을 위한 식생활 지침

당뇨병이나 비만 환자에게는 무엇보다 당질 제한식이 효과적이다. 하지만 당질 제한식이 필요 없는 사람이라도 이 식사를 응용하면 더할 나위 없는 건강식이 된다. 알레르기 질환을 치료하거나 당뇨병, 고지혈증(지질 이상증) 같은 생활습관병을 예방하고 싶다면 다음과 같은 식생활 지침을 참고해보자.

① 주식은 정제되지 않은 곡물(현미, 통밀빵 등)이 좋다.
② 흰 빵, 흰 설탕 등 정제된 탄수화물은 최대한 줄인다.
③ 발효식품(된장, 청국장, 낫토, 김치 등)을 자주 먹는다.
④ 액체로 칼로리를 섭취하지 않는다(음료수는 물, 엽차, 보리차 등으로).
⑤ 어패류는 충분히, 육류는 적당량 먹는다.
⑥ 채소와 해조류는 충분히 먹고, 제철 과일은 적당량 섭취한다.

⑦ 올리브오일이나 생선의 불포화지방산(EPA, DHA) 등 몸에 좋은 기름은 충분히 섭취하고 리놀산은 줄인다.

⑧ 우유는 줄이고 치즈나 플레인 요구르트는 적당량 먹는다.

⑨ 화학합성 첨가물이 들어 있지 않은 안전한 식품을 선택한다.

⑩ 식사는 즐겁게, 천천히, 음식은 꼭꼭 씹어 먹는다.

당질제한닷컴 설치

다카오 병원과 제휴하고 있는 교토다카오구락부에서는 당질제한닷컴을 설치해 당질 제한식에 적절한 식품을 통신판매로 보급하면서 다양한 정보를 공유하고 있다.

이 기관을 설치하게 된 것은 다카오 병원에 입원한 환자들의 바람 때문이었다.

"교육 입원해서 당질 제한식을 시작해 크게 효과를 보았습니다. 퇴원 후 집에서도 당질 제한식을 계속하고 싶은데, 구하기 힘들다는 게 문제입니다. 이 지역에서는 팔지 않는 것 같은데, 어떻게 하면 좋을까요?"

먼 지방에서 교토에 있는 다카오 병원까지 교육 입원을 하러 왔던 환자들의 요청으로 당질제한닷컴을 설치하게 된 것이다. 입원했던 환자들뿐만 아니라 책을 읽고 당질 제한식을 시작한 사람들도 이곳을 활발히 이용하고 있다.

　당질제한닷컴에서는 이 책에서 소개한 간식 종류 외에도 여러 가지 '당질 제한식 OK식품'을 취급하고 있다. 앞으로도 당질제한닷컴은 당질 제한식의 보급을 위해 다양한 활동을 전개할 예정이다.

칼럼

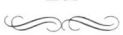

당뇨병과 선거운동의 놀라운 관계

당질 제한식은 식사를 조절해 당뇨병이나 비만을 치료하는 요법이다. 그런데 당질 제한식을 실행하다 보면 여러 가지 문제에 부딪히게 된다. 그중에는 전혀 예상하지 못한 일도 있었다.

2007년 7월에 혈당치에 문제가 생겨 병원을 찾은 환자들이 갑자기 늘었다. 사정을 들어보니 이 시기에 참의원선거가 있었던 모양이다. 선거운동 기간 중에 도우미로 참가했는데 그때 먹은 도시락이 문제였다.

선거운동은 보통 20명 정도가 집단으로 활동한다. 이들은 대개 도시락을 주문해 먹는 일이 많은데, 당연히 당질 제한 같은 것은 고려하지 않은 것들이다. 1, 2주간의 선거기간 동안 계속 당질이 많은 도시락을 먹다 보니 혈당 조절은 엉망이 될 수밖에 없었.

그중에는 당화혈색소가 5.2퍼센트에서 단숨에 6.4퍼센트로 올라간 사람도 있었다. 물론 그 도시락이 문제였다.

선거운동 기간답게 다들 똘똘 뭉치는 분위기인지라 "저는 당뇨가 있어서……"라며 혼자만 다른 것을 먹기가 어려웠다고 한다. 선거 앞에서는 당질 제한식도 우선순위에서 밀려난 것이다.

환자 중에는 시의원도 있었다. 특히 그는 자신의 선거 때 진 신세를 갚기 위해서라도 선거운동에 앞장설 수밖에 없었다. 이런 입장이니 반찬만 먹고 밥을 남기면 다른 운동원에게 미안하다는 생각이 들어 어쩔 수 없이 매일같이 쌀밥을 먹었다.

식사는 일상적인 일이므로 사회습관이 우선순위를 강요하는 경우가 있다. 나도 이러한 부분은 충분히 이해하고 있었지만, 설마 선거가 당뇨병에 그렇게 나쁜 영향을 미칠 것이라고는 전혀 생각하지 못했다. 언젠가 일본 사회에 당질 제한식이 제대로 정착된다면, 선거철에도 당질 제한식 도시락이 준비될 수 있을 것이다.

부록
1

슈퍼 당질 제한식
계절별 1주일 식단

당질 제한식의 1주일 메뉴를 계절별로 소개한다(분량은 1인분).
이 식단은 실제로 다카오 병원에서 입원 환자용 급식으로 제공되는 것이다.
책 앞부분에 있는 '먹어도 좋은 식품과 피해야 할 식품' 표를 참고하여 제철 식품을 조합하는 등 여러 가지 응용이 가능하다.
단, 여기서는 슈퍼 당질 제한식의 식단을 소개하고 있으므로, 기본형이나 간단형을 실천하고 있는 경우는 주식을 늘린 만큼 반찬을 줄이면 된다.
아침 메뉴가 간소한 것은 아침 급식을 담당하는 직원의 수가 적어 다양한 음식을 만들 수 없기 때문이다. 가정에서 실천하는 사람은 아침을 더 풍성하게 준비해도 좋다. 남성은 하루에 1,600~1,800 kcal를 기준으로 한다.
식단 안에는 '피해야 할 식품'이 포함될 때가 있는데, 이것은 메뉴에 변화를 주기 위해 소량 사용한 경우다.

식단 제공 : 다카오 병원

봄철식단

월요일 / Monday

	아침	점심	저녁
식단	토마토주스 6p 치즈 유채겨자무침 연두부	죽순조림 가자미조림 나물무침 조갯국 샐러드	된장국 달걀말이 소송채무침 붉은생강절임 두부튀김과 다진쇠고기조림 닭불고기 생선조림
재료·분량	**토마토주스** 토마토주스 160g **6p 치즈** 6p 치즈 20g **유채겨자무침** 유채나물 40g 게맛살 15g 겨자 0.3g 간장 3g **연두부** 연두부 100g 파 5g 간장 2.5g	**죽순조림** 데친 죽순 60g 돼지고기 50g 만가닥버섯 20g 식용유 0.5g 간장 4g **가자미조림** 백가자미 60g 맛있는 콩 3g 무 60g 식용유 7g 실파 5g 간장 6g **나물무침** 콩나물 30g 시금치 40g 당근 5g 통깨 1g 간장 3g **조갯국** 모시조개 60g 생강 3g 셀러리 5g 파 5g 맛국물 2g 묽은 간장 6g 소금 0.2g **샐러드** 양배추 60g 오이 20g 베이컨 20g 마요네즈 10g	**된장국** 된장 10g 배추 30g **달걀말이** 달걀 70g 묽은 간장 3g 식용유 0.8g **소송채무침** 소송채 70g 통깨 1g 간장 3g **붉은생강절임** 생강 7g 매실식초 4g **두부튀김과 다진쇠고기조림** 살짝 튀긴 두부 50g 다진 쇠고기 20g 파 5g 생강 3g 간장 4g **닭불고기** 닭다리살 50g 양파 50g 파 20g 간장 4g 식용유 0.2g **생선조림** 초벌구이붕장어 60g 무 50g 묽은 간장 4g
영양섭분	열량 185kcal 단백질 14.5g 지방 8.7g 당질 10.4g 염분 1.7g	열량 481kcal 단백질 34.5g 지방 31.5g 당질 10.1g 염분 5g	열량 550kcal 단백질 41g 지방 34.3g 당질 11.1g 염분 4.6g

하루 총량 열량 1,216kcal 단백질 90g 지방 74.5g 당질 31.6g 염분 11.3g

화요일 / Tuesday

	아침	점심	저녁
식단	토마토주스 6p 치즈 피망매운조림 브로콜리샐러드	얼간연어구이 꽈리고추구이 무 간 것 톳조림 무무침 달걀찜	된장국 돈가스 양배추데침 토마토 꼴뚜기새싹무침 배추무침 치킨데리야키
재료·분량	토마토주스 토마토주스 160g 6p 치즈 6p 치즈 20g 피망매운조림 피망 50g 양배추 20g 카레분말 0.2g 간장 3g 식용유 0.3g 브로콜리샐러드 브로콜리 50g 로스햄 15g 방울토마토 10g 마요네즈 10g	얼간연어구이 얼간연어 60g 식용유 1g 꽈리고추구이 꽈리고추 20g 간장 1g 무 간 것 무 40g 톳조림 톳 5g 유부 5g 무 20g 파드득나물 5g 간장 4g 무무침 무 30g 미역 2g 참치(통조림) 30g 묽은 간장 3g 달걀찜 연두부 100g 유부 10g 당근 10g 달걀 60g 묽은 간장 4g	된장국 된장 10g 양파 30g 돈가스 돼지고기(돈가스용) 50g 맛있는 콩 5g 달걀 5g 식용유 10g 소금 0.5g 양배추데침 양배추 50g 묽은 간장 2g 토마토 토마토 50g 꼴뚜기새싹무침 꼴뚜기 30g 쪽파 50g 된장 10g 새싹 0.1g 겨자 0.3g 라칸토* 3g 식초 2g 배추무침 배추 80g 유부 10g 묽은 간장 3g 치킨데리야키 닭다리살 80g 간장 3g 맛술 1g 식용유 0.3g
영양성분	열량 233kcal 단백질 11.4g 지방 15.7g 당질 9.3g 염분 1.7g	열량 405kcal 단백질 35.4g 지방 23.8g 당질 7.2g 염분 3.9g	열량 622kcal 단백질 37.9g 지방 42.2g 당질 14.3g 염분 4.5g

하루 총량 열량 1,260kcal 단백질 84.7g 지방 81.7g 당질 30.8g 염분 10.1g

* 라칸토 : 칼로리 제로인 설탕 대용 천연감미료

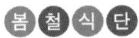

수요일 / Wednesday

	아침	점심	저녁
식단	토마토주스 6p 치즈 샐러드 삶은 달걀	산초열매삼치구이 아스파라거스무침 불고기 모듬나물 달걀국 와인젤리	된장국 냉요리 까치콩닭고기조림 게살두부 가다랑어완자 시금치무침
재료·분량	**토마토주스** 토마토주스 160g **6p 치즈** 6p 치즈 20g **샐러드** 당근 30g 셀러리 20g 마요네즈 10g **삶은 달걀** 달걀 60g	**산초열매삼치구이** 삼치 60g 간장 3g 맛술 1g 식용유 0.2g 산초나무열매 1g **아스파라거스무침** 아스파라거스 50g 깨소금 3g 간장 3g **불고기** 소갈비 60g 생강 3g 마늘 0.1g 간장 6g 맛술 2g 붉은 상추 10g 푸른 상추 10g 식용유 0.3g **모듬나물** 콩나물 20g 식초 2g 고비 20g 마늘 0.1g 파 2g 무 20g 소금 0.1g 당근 10g 통깨 3g 간장 3g 참기름 1.2g **달걀국** 달걀 20g 미역 1g 맛국물 2g 묽은 간장 5g **와인젤리** 한천 1.5g 레드와인 17g 라칸토 15g 레몬즙 2.5g	**된장국** 된장 10g 가지 30g **냉요리** 달걀 30g 묽은 간장 2g 토마토 50g 새우 25g 낙지 20g 오이 30g 소금 0.1g 마요네즈 15g **까치콩닭고기조림** 까치콩 40g 당근 20g 다진 닭고기 30g 간장 3g **게살두부** 두부 150g 말린 표고버섯 2g 당근 20g 생강 3g 게살 30g 묽은 간장 5g **가다랑어완자** 가다랑어 60g 톳 1g 당근 20g 파 20g 맛있는 콩 2g 꽈리고추 30g 차조기 0.5g 맛술 1g 간장 6g **시금치무침** 시금치 60g 통깨 1g 간장 3g
영양성분	열량 255kcal 단백질 12.4g 지방 18.2g 당질 8.2g 염분 1g	열량 473kcal 단백질 27.8g 지방 32.5g 당질 7.1g 염분 4g	열량 532kcal 단백질 50.7g 지방 25.3g 당질 16.5g 염분 5g

하루 총량   열량 1,260kcal   단백질 90.9g   지방 76g   당질 31.8g   염분 10g

목요일 / Thursday

	아침	점심	저녁
식단	토마토주스 6p 치즈 .셀러리조림 시금치무침	샐러드 버섯치킨소테 토마토 채소두부장국 플레인오믈렛	된장국 두부조림 고사리유부조림 전갱이소금구이 소송채무침
재료·분량	**토마토주스** 토마토주스 160g **6p 치즈** 6p 치즈 20g **셀러리조림** 셀러리 40g 조갯살 40g 만가닥버섯 20g 참기름 1g 간장 3g **시금치무침** 시금치 70g 달걀 20g 식용유 0.3g 묽은 간장 3g	**샐러드** 양배추 50g 로스햄 20g 참치(통조림) 20g 마요네즈 10g **버섯치킨소테*** 닭다리살 60g 소금 0.1g 식용유 0.3g 표고버섯 20g 만가닥버섯 20g 버터 3g 생크림 5g 소금 0.2g **토마토** 토마토 50g **채소두부장국** 연두부 30g 우엉 20g 유부 7g 무 30g 당근 10g 파 5g 식용유 0.2g 소금 0.3g 묽은 간장 6g **플레인오믈렛** 달걀 60g 버터 2g 소금 0.5g 퓌레* 5g	**된장국** 된장 10g 무 30g **튀긴두부조림** 고야두부* 10g 새우살 15g 식용유 10g 로스햄 20g 당근 20g 메추리알(통조림) 20g 돼지고기 20g 말린 표고버섯 2g 생강 3g 파 20g 묽은 간장 6g 맛술 1g **고사리유부조림** 데친 고사리 50g 유부 7g 간장 3g **전갱이소금구이** 전갱이 60g 소금 0.5g 식용유 0.2g **소송채무침** 소송채 80g 유부 10g 간장 3g
영양성분	열량 203kcal 단백질 18.4g 지방 9.8g 당질 7.7g 염분 2g	열량 550kcal 단백질 29.4g 지방 41.7g 당질 9.4g 염분 3.4g	열량 464kcal 단백질 37.2g 지방 28.6g 당질 7.6g 염분 4.5g

하루 총량 　 열량 1,217kcal 　 단백질 85g 　 지방 80.1g 　 당질 24.7g 　 염분 9.9g

* 소테 : 고기에 버터를 발라 살짝 튀긴 요리
* 고야두부 : 두부를 얼려서 말린 것
* 퓌레 : 야채나 고기를 갈아서 채로 걸러 걸쭉하게 만든 것

봄철 식단

금요일 / Friday

	아침	점심	저녁
식단	토마토주스 6p 치즈 달걀부침 두부무침	샐러드 쇠고기조림 오이미역초무침 농어소금구이 배추무침	두부된장국 새우살소스두부찜 대황유부조림 붉돔조림 두부조림
재료·분량	**토마토주스** 토마토주스 160g **6치즈** 6p 치즈 20g **달걀부침** 달걀 60g 묽은 간장 2g 식용유 0.5g **두부무침** 스냅완두* 20g 두부 25g 마요네즈 5g 통깨 1g 묽은 간장 1g	**샐러드** 연두부 100g 치즈 15g 오이 20g 마요네즈 12g **쇠고기조림** 쇠고기 60g 무 80g 당근 20g 양파 70g 간장 6g 식용유 1g **오이미역초무침** 오이 40g 미역 1g 차조기 1g 지리멸치 5g 식초 5g 소금 0.1g 묽은 간장 2g **농어소금구이** 농어 60g 소금 0.5g 식용유 0.2g **배추무침** 배추 80g 간장 3g 가다랑어포 0.3g	**두부된장국** 된장 10g 연두부 30g 파 3g **새우살소스두부찜** 두부 150g 당근 10g 새우살 20g 콩나물 20g 말린 표고버섯 2g 청경채 20g 묽은 간장 5g **대황유부조림** 대황 7g 당근 10g 유부 7g 간장 4g **붉돔조림** 붉돔 60g 데친 죽순 50g 간장 4g **두부조림** 고야두부 20g 유부 7g 묽은 간장 3g
영양성분	열량 246kcal 단백질 14.7g 지방 16.6g 당질 7.9g 염분 1.4g	열량 481kcal 단백질 38.1g 지방 27.4g 당질 14.6g 염분 3.5g	열량 482kcal 단백질 45.1g 지방 25.8g 당질 10g 염분 4.5g

하루 총량 열량 1,209kcal 단백질 97.9g 지방 69.8g 당질 32.5g 염분 9.4g

* 스냅완두 : 미국산 신품종으로 콩깍지와 열매를 모두 먹는다.

토요일 / Saturday

	아침	점심	저녁
식단	토마토주스 6p 치즈 명란젓볶음 낫토	연두부 삼치튀김 무말랭이유부조림 치킨데리야키	바지락된장국 쇠고기생강조림 양배추데침 두부달걀탕 참치방어데리야키 토마토 시금치무침
재료·분량	**토마토주스** 토마토주스 160g **6p 치즈** 6p 치즈 20g **명란젓볶음** 콩나물 50g 파드득나물 10g 당근 10g 명란젓 10g 묽은 간장 3g **낫토** 다진 낫토 50g 파 5g 간장 2.5g	**연두부** 연두부 100g 가다랑어포 0.3g 간장 2.5g **삼치튀김** 삼치 60g 소금 0.2g 맛있는 콩 5g 식용유 10g 무 50g 토마토 10g 차조기 1g 묽은 간장 2g 식초 5g **무말랭이유부조림** 무말랭이 7g 유부 7g 당근 10g 묽은 간장 3g **치킨데리야키** 닭다리살 60g 간장 3g 맛술 1g 식용유 0.3g 양배추 채 썬 것 20g	**바지락된장국** 된장 10g 바지락 60g **쇠고기생강조림** 쇠고기 50g 생강 3g 맛술 1g 간장 4g **양배추데침** 양배추 50g 마요네즈 10g **두부달걀탕** 표고버섯 10g 유부 10g 파 5g 미역 1g 달걀 60g 묽은 간장 3g **참치방어데리야키** 참치방어 60g 간장 3g 식용유 0.2g **토마토** 토마토 50g **시금치무침** 시금치 70g 통깨 3g 간장 2g
영양성분	열량 223kcal 단백질 17.8g 지방 10.9g 당질 9.9g 염분 2g	열량 507kcal 단백질 32.6g 지방 33.9g 당질 9.9g 염분 2g	열량 472kcal 단백질 36.2g 지방 29.9g 당질 8.5g 염분 3.8g

하루 총량　열량 1,202kcal　단백질 86.6g　지방 74.7g　당질 28.3g　염분 7.8g

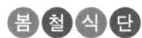

일요일 / Sunday

	아침	점심	저녁
식단	토마토주스 6p 치즈 샐러드 달걀프라이	모듬조림 연두부 돼지고기생강구이 수송나물무침	된장국 장어구이 소송채무침 죽순달걀탕 쇠고기간장조림 돼지고기달걀탕
재료 · 분량	**토마토주스** 토마토주스 160g **6p 치즈** 6p 치즈 20g **샐러드** 오이 40g 셀러리 20g 마요네즈 10g 겨자 0.3g **달걀프라이** 달걀 60g 양상추 20g 방울토마토 10g	**모듬조림** 새우 50g 두부튀김 50g 꼬투리완두 20g 당근 30g 죽순 80g 간장 6g **연두부** 연두부 100g 차조기 0.5g 생강 3g 간장 2.5g **돼지고기생강구이** 돼지고기 70g 생강 3g 맛술 1g 간장 5g 식용유 0.5g 토마토 50g **수송나물무침** 수송나물 60g 게맛살 10g 참기름 1g 간장 3g	**된장국** 된장 10g 미역 2g **장어구이** 초벌구이뱀장어 60g 간장 3g 산초나무열매 0.03g **소송채무침** 소송채 70g 간장 3g 가다랑어포 0.1g **죽순달걀탕** 달걀 20g 데친 죽순 40g 유부 7g 파드득나물 10g 묽은 간장 4g **쇠고기간장조림** 쇠고기 40g 무 50g 당근 20g 유부 10g 생강 3g 간장 5g **돼지고기달걀탕** 배추 50g 당근 10g 돼지고기 20g 달걀 40g 묽은 간장 4g
영양성분	열량 255kcal 단백질 12.9g 지방 18.2g 당질 8.1g 염분 1g	열량 402kcal 단백질 40.1g 지방 19.1g 당질 11g 염분 3g	열량 543kcal 단백질 40.3g 지방 34.6g 당질 9.4g 염분 4.8g

하루 총량   열량 1,200kcal   단백질 93.3g   지방 71.9g   당질 28.5g   염분 8.8g

여름철식단

월요일 / Monday

	아침	점심	저녁
식단	토마토주스 6p 치즈 참치달걀부침 브로콜리무침	닭튀김 콩나물무침 가지조림 송어구이 시금치무침 조개마파두부	된장국 모듬무침 유부토란조림 돼지고기소테 가다랑어포두부조림
재료·분량	**토마토주스** 토마토주스 160g **6p 치즈** 6p 치즈 20g **참치달걀부침** 참치(통조림) 10g 달걀 30g 묽은 간장 2g 식용유 0.1g **브로콜리무침** 브로콜리 40g 국간장 3g 가다랑어포 0.1g	**닭튀김** 닭다리살 50g 생강 3g 간장 3g 맛있는 콩 10g 식용유 10g **콩나물무침** 콩나물 40g 피망 20g 간장 3g 가다랑어포 0.1g **가지조림** 가지 80g 유부 7g 간장 4g **송어구이** 송어 60g 소금 0.4g 식용유 0.2g **시금치무침** 시금치 60g 간장 2g **조개마파두부** 두부 150g 조갯살 20g 생강 3g 파 10g 말린 표고버섯 2g 녹말가루 1g 간장 4g	**된장국** 된장 10g 양배추 30g **모듬무침** 유부 30g 톳 2g 다진 닭고기 10g 당근 5g 말린 표고버섯 1g 박고지 2g 오크라 10g 무말랭이 10g 당근 20g 간장 6g **유부토란조림** 토란 100g 유부 7g 생강 3g 간장 4g **돼지고기소테** 돼지고기 60g 새송이버섯 60g 간장 3g 식용유 1g **가다랑어포두부조림** 두부 100g 당근 20g 가다랑어포 1g 묽은 간장 3g
영양성분	열량 178kcal 단백질 12.6g 지방 10.5g 당질 6.4g 염분 1.5g	열량 601kcal 단백질 44.6g 지방 38.7g 당질 10.1g 염분 3.1g	열량 483kcal 단백질 35.8g 지방 26.4g 당질 18.4g 염분 3.9g

하루 총량 열량 1,262kcal 단백질 93g 지방 75.6g 당질 34.9g 염분 8.5g

여름철식단

화요일 / Tuesday

	아침	점심	저녁
식단	토마토주스 6p 치즈 콩소메수프 연두부	돼지고기샤브샤브 참깨소스 팔보채식 채소볶음 닭고기조림 두부튀김구이	된장국 다진고기 달걀볶음 데친 브로콜리 두부부침 게르치데리야키 돼지고기조림
재료·분량	**토마토주스** 토마토주스 160g **6p 치즈** 6p 치즈 20g **콩소메수프** 양배추 50g 양파 30g 과립 콩소메 1g 소금 0.1g **연두부** 연두부 100g 파 5g 생강 3g 간장 2.5g	**돼지고기샤브샤브** 돼지고기다리살 70g 연두부 50g 오이 30g 미역 1g 토마토 50g 양하 10g 차조기 1g **참깨소스** 깨소금 6g 묽은 간장 3g 식초 7g **팔보채식 채소볶음** 새우살 10g 어묵 10g 양배추 40g 당근 10g 배추 40g 말린 표고버섯 2g 묽은 간장 4g **닭고기조림** 닭가슴살 30g 고야두부 5g 당근 20g 말린 표고버섯 2g 무 40g 간장 5g **튀긴두부구이** 튀긴 두부 100g 간장 2.5g 무 40g 생강 3g	**된장국** 된장 10g 무 30g **다진고기달걀볶음** 달걀 60g 식용유 0.3g 소금 0.2g 다진 고기 20g 양파 25g 생강 3g 묽은 간장 3g 식용유 0.2g **데친 브로콜리** 브로콜리 50g 마요네즈 5g **두부부침** 연두부 100g 당근 10g 파 5g 유부 5g 우엉 10g 조갯살 10g 간장 4g 식용유 0.3g **게르치데리야키** 게르치 60g 간장 3g 식용유 0.2g 토마토 50g **돼지고기조림** 돼지고기 20g 무 50g 당근 10g 튀긴 두부 50g 간장 4g
영양섭분	열량 177kcal 단백질 11.8g 지방 8.5g 당질 11.6g 염분 1.6g	열량 492kcal 단백질 44.6g 지방 26g 당질 13.9g 염분 2.8g	열량 574kcal 단백질 43.4g 지방 34.6g 당질 13.8g 염분 4.1g

하루 총량　열량 1,243kcal　단백질 99.8g　지방 69.1g　당질 39.3g　염분 8.5g

수요일 / Wednesday

	아침	점심	저녁
식단	토마토주스 6p 치즈 콩샐러드 소송채무침	은어소금구이 여뀌초무침 가다랑어무침 토마토 두부샐러드 부추달걀볶음	된장국 대구탕수육 목이버섯볶음 고기파프리카구이 두부닭고기조림
재료·분량	**토마토주스** 토마토주스 160g **6p 치즈** 6p 치즈 20g **콩샐러드** 콩 10g 셀러리 10g 당근 10g 방울토마토 10g 양파 10g 마요네즈 10g 소금 0.3g **소송채무침** 소송채 70g 깨소금 1g 국간장 2g	**은어소금구이** 은어 80g 소금 0.5g **여뀌초무침** 여뀌초무침 10g **가다랑어무침** 당근 30g 셀러리 20g 간장 3g 가다랑어포 0.3g **토마토** 토마토 50g **두부샐러드** 연두부 100g 치즈 15g 오이 20g 경수채* 20g 참치(통조림) 20g 마요네즈 15g **부추달걀볶음** 부추 40g 연두부 30g 로스햄 10g 당근 15g 달걀 20g 묽은 간장 4g	**된장국** 된장 10g 가지 30g **대구탕수육** 대구 60g 양파 70g 피망 30g 당근 20g 말린 표고버섯 2g 데친 죽순 30g 맛있는 콩 3g 식용유 6g 커런트 3g 묽은 간장 3g 간장 3g 식초 5g **목이버섯볶음** 로스햄 10g 양파 50g 만가닥버섯 20g 당근 5g 청경채 20g 간장 4g 목이버섯 0.5g **닭고기파프리카구이** 닭가슴살 50g 파슬리 1g 레몬 10g 소금 0.5g 화이트와인 1g 파프리카 0.1g 양상추 15g **두부닭고기조림** 튀긴 두부 75g 다진 닭고기 30g 파 5g 생강 3g 간장 4g
영양성분	열량 235kcal 단백질 11.2g 지방 15.4g 당질 9.7g 염분 1.4g	열량 440kcal 단백질 27.1g 지방 29.9g 당질 10.4g 염분 2.8g	열량 535 kcal 단백질 42.7 g 지방 29.1g 당질 17.9g 염분 4.5g

하루 총량 열량 1,210kcal 단백질 81g 지방 74.4g 당질 38g 염분 8.7g

* 경수채 : 일본 교토에서 옛날부터 재배해온 채소로, 고기의 누린내를 없애준다.

여름철식단

목요일 / Thursday

	아침	점심	저녁
식단	토마토주스 6p 치즈 샐러드 삶은 달걀	연어데리야키 시금치무침 동아수프 잡채 쇠고기조림	된장국 돼지고기소테 토란무침 오크라낫토 옥돔소금구이 두부치즈구이
재료 · 분량	**토마토주스** 토마토주스 160g **6p 치즈** 6p 치즈 20g **샐러드** 양배추 50g 양파 10g 마요네즈 10g **삶은 달걀** 달걀 60g	**연어데리야키** 은연어 80g 간장 3g 식용유 0.2g **시금치무침** 시금치 70g 깨소금 1g 간장 2g **동아수프** 동아 100g 닭가슴살 20g 생강 3g 녹말가루 1g 묽은 간장 6g 소금 0.3g **잡채** 두부 50g 오이 30g 콩나물 20g 목이버섯 0.5g 통깨 2g 식용유 0.3g 묽은 간장 4g **쇠고기조림** 쇠고기 40g 무 50g 당근 20g 두부튀김 75g 간장 5g 식용유 0.2g	**된장국** 된장 10g 콩나물 30g **돼지고기소테** 돼지고기(돈가스용) 50g 소금 0.4g 후추 0.05g 식용유 1g **토란무침** 토란 50g 통깨 2g 묽은 간장 2g 식초 5g **오크라낫토** 낫토 30g 오크라 5g 겨자 0.5g 간장 3g **옥돔소금구이** 옥돔 60g 소금 0.4g 식용유 0.2g **시금치무침** 시금치 60g 통깨 1g 간장 2g **두부치즈구이** 두부 100g 슬라이스치즈 15g 된장 8g 커런트 1g
영양성분	열량 255kcal 단백질 12.8g 지방 18.3g 당질 8.3g 염분 1g	열량 530kcal 단백질 43.7g 지방 31.8g 당질 9.3g 염분 3.4g	열량 470kcal 단백질 40.6g 지방 27.1g 당질 8.9g 염분 4.6g

하루 총량 열량 1,255kcal 단백질 97.1g 지방 77.2g 당질 26.5g 염분 9g

금요일 / Friday

	아침	점심	저녁
식단	토마토주스 달걀부침 여주열매볶음 6p 치즈	닭튀김 참깨샐러드 콩소메수프 가다랑어구이 우엉무침	된장국 두부튀김 큰실말초무침 청어가지조림 돼지고기된장볶음
재료·분량	토마토주스 　토마토주스 160g 달걀부침 　달걀 60g 　식용유 0.3g 　묽은 간장 2g 여주열매볶음 　여주열매 40g 　방울토마토 10g 　쇠고기 15g 　마늘 0.1g 　올리브오일 0.3g 　소금 0.3g 　맛술 1g 　식용유 0.3g 6p 치즈 　6p 치즈 20g	닭튀김 　닭다리살 60g 　맛술 1g 　간장 2g 　맛있는 콩 5g 　식용유 7g 　간장 4g 　양상추 30g 　오이 20g 　간장 4g 　맛술 3g 　생강 7g 　통깨 2g 　파 5g 참깨샐러드 　양배추 60g 　오이 20g 　차조기 1g 　깨소금 2g 　마요네즈 10g 콩소메수프 　양파 　당근 5g 　셀러리 10g 　베이컨 10g 　과립 콩소메 2g 　묽은 간장 1g 가다랑어구이 　살짝 익힌 가다랑어 60g 　파 5g 　생강 3g 　오이 30g 　당근 5g 　식초 5g 　묽은 간장 4g 　무순 5g 우엉무침 　우엉 30g 　국수곤약 20g 　꼬투리완두 10g 　당근 10g 　간장 4g 　식용유 0.3g	된장국 　된장 10g 　미역 1g 두부튀김 　두부 100g 　맛있는 콩 5g 　식용유 10g 　무 40g 　나도팽나무버섯 10g 　파 3g 　생강 3g 　간장 4g 큰실말초무침 　큰실말 40g 　생강 3g 　묽은 간장 2g 　식초 5g 청어가지조림 　청어 60g 　가지 120g 　맛술 1g 돼지고기된장볶음 　돼지고기 20g 　두부튀김 50g 　피망 30g 　데친 죽순 30g 　당근 10g 　말린 표고버섯 2g 　된장 10g 　라칸토 3g 　식용유 0.3g

영양성분						
열량	222kcal	열량	511kcal	열량	521kcal
단백질	15.4g	단백질	29.4g	단백질	33.9g
지방	13.4g	지방	33.8g	지방	32.9g
당질	7g	당질	14.3g	당질	13.9g
염분	1.4g	염분	4g	염분	4.7g

하루 총량　열량 1,254kcal　단백질 78.7g　지방 80.1g　당질 35.2g　염분 10.1g

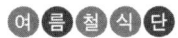

토요일 / Saturday

	아침	점심	저녁
식단	토마토주스 6p 치즈 토마토샐러드 소시지달걀부침	쇠고기소테 미모사샐러드 갯장어샤브샤브 까치콩가지조림	두부된장국 닭고기동아조림 가지초무침 폭찹 데친 브로콜리 달걀찜
재료 · 분량	**토마토주스** 토마토주스 160g **6p 치즈** 6p 치즈 20g **토마토샐러드** 토마토 50g 양상추 30g 깨소금 1g 묽은 간장 2g 식초 5g **소시지달걀부침** 달걀 60g 소시지 30g 식용유 0.3g	**쇠고기소테** 쇠고기 60g 양파 100g 당근 20g 간장 4g 식용유 1g **미모사샐러드*** 양상추 30g 오이 20g 당근 10g 삶은 달걀 10g 마요네즈 10g **갯장어샤브샤브** 갯장어 50g 오이 40g 미역 2g 차조기 0.5g 고추냉이 0.5g 맛술 1g 간장 5g **까치콩가지조림** 가지 80g 까치콩 10g 유부 30g 간장 4g	**두부된장국** 된장 10g 연두부 50g **닭고기동아조림** 닭다리살 40g 고야두부 10g 동아 100g 생강 3g 말린 표고버섯 2g 꼬투리완두 5g 당근 30g 간장 6g **가지초무침** 가지 120g 통깨 1g 라칸토 3g 식초 5g **폭찹*** 돼지고기 다리살 50g 맛있는 콩 3g 퓌레 10g 간장 3g 식용유 2g **데친 브로콜리** 브로콜리 50g 간장 2g **달걀찜** 달걀 30g 닭가슴살 10g 어묵 10g 묽은 간장 6g 소금 0.2g
영양 성분	열량 278kcal 단백질 16.2g 지방 18.3g 당질 10g 염분 1.8g	열량 493kcal 단백질 34.5g 지방 29.6g 당질 15.5g 염분 2.8g	열량 460kcal 단백질 40.6g 지방 22.9g 당질 14.8g 염분 4.6g

하루 총량　열량 1,231kcal　단백질 91.3g　지방 70.8g　당질 40.3g　염분 9.2g

* 미모사샐러드 : 삶은 달걀의 노른자를 갈아서 채소 위에 뿌려 꽃처럼 장식한 샐러드
* 폭찹 : 돼지고기 살코기에 밀가루를 묻혀 지진 뒤 소스에 졸이는 서양 요리

일요일 / Sunday

	아침	점심	저녁
식단	토마토주스 6p 치즈 톳샐러드 까치콩참깨무침	회과육 두부무침 붉돔조림 쇠고기두부조림	된장국 장어구이 참깨무침 매실마요네즈무침 파소스치킨 고야두부조림
재료·분량	**토마토주스** 토마토주스 160g **6p 치즈** 6p 치즈 20g **톳샐러드** 톳 5g 고비 20g 실한천 3g 묽은 간장 4g 식초 6g **까치콩참깨무침** 까치콩 50g 통깨 2g 간장 3g	**회과육*** 돼지고기 다리살 40g 파 5g 생강 7g 양배추 100g 피망 20g 붉은 피망 10g 콩나물 20g 양송이(통조림) 20g 마늘 0.1g 맛술 1g 간장 6g **두부무침** 연두부 100g 삶은 풋콩 10g 유부 7g 당근 10g 통깨 2g 묽은 간장 1g 소금 0.5g 라칸토 2g **붉돔조림** 붉돔 60g 미역 1g 간장 4g **쇠고기두부조림** 쇠고기 40g 두부 50g 국수곤약 20g 양파 40g 간장 5g	**된장국** 된장 10g 양파 30g **장어구이** 초벌구이뱀장어 50g 간장 3g 산초나무열매 0.03g **참깨무침** 소송채 70g 통깨 1g 간장 3g **매실마요네즈무침** 콜리플라워 50g 로스햄 10g 마요네즈 10g 통깨 1g 매실절임 1g **파소스치킨** 닭가슴살 50g 맛있는 콩 3g 식용유 10g 파 10g 참기름 1g 맛술 4g 간장 5g 붉은 상추 15g **고야두부조림** 고야두부 10g 유부 7g 당근 20g 무 50g 간장 4g
영양성분	열량 142kcal 단백질 8.1g 지방 6.8g 당질 8.8g 염분 1.8g	열량 463kcal 단백질 45.7g 지방 22.3g 당질 12.8g 염분 3.4g	열량 672kcal 단백질 35.8g 지방 49.4g 당질 11.7g 염분 4.4g

하루 총량 열량 1,277kcal 단백질 89.6g 지방 78.5g 당질 33.3g 염분 9.6g

* 회과육 : 돼지고기를 삶아 야채와 함께 볶은 중국 요리

가을철 식단

월요일 / Monday

	아침	점심	저녁
식단	토마토주스 6p 치즈 콩나물조림 두부조림	구운버섯샐러드 함박스테이크 채소두부조림 버섯볶음	된장국 새우완자조림 겨자무침 고등어데리야키 무 간 것 배추달걀탕
재료 · 분량	**토마토주스** 토마토주스 160g **6p 치즈** 6p 치즈 20g **콩나물조림** 콩나물 60g 유부 7g 묽은 간장 3g **두부조림** 연두부 100g 묽은 간장 3g 가다랑어포 0.3g	**구운버섯샐러드** 양상추 20g 토마토 20g 표고버섯 20g 만가닥버섯 10g 로스햄 10g 식용유 4g 식초 5g 소금 0.5g **함박스테이크** 다진 고기 60g 로스햄 20g 양파 30g 베이컨 20g 달걀 5g 소금 0.3g 식용유 0.3g 토마토퓌레 8g 간장 2g **채소두부조림** 연두부 100g 유부 10g 당근 20g 무 40g 참기름 1g 간장 4g **버섯볶음** 잎새버섯 40g 당근 20g 돼지고기 80g 식용유 1g 간장 3g	**된장국** 된장 10g 양배추 30g **새우완자조림** 새우살 60g 연두부 20g 묽은 간장 1g 녹말가루 2g 생강 3g 달걀 5g 파 5g 무 80g 소송채 30g 당근 30g 맛술 1g 간장 6g **겨자무침** 쪽파 60g 유부 10g 겨자 0.3g 간장 3g **고등어데리야키** 고등어 60g 간장 3g 식용유 0.2g **무 간 것** 무 50g **배추달걀탕** 배추 50g 유부 5g 당근 10g 달걀 40g 묽은 간장 3g

영양 성분	아침	점심	저녁
열량	191kcal	652kcal	395kcal
단백질	13.4g	46.9g	34.5g
지방	10.8g	44g	18.1g
당질	8.6g	11.4g	16.4g
염분	1.6g	3.5g	4.2g

하루 총량 열량 1,238kcal 단백질 94.8g 지방 72.9g 당질 36.4g 염분 9.3g

화요일 / Tuesday

	아침	점심	저녁
식단	토마토주스 6p 치즈 파드득나물달걀탕	굴튀김 타르타르소스 양상추 방울토마토 쇠고기우엉매운볶음 무조림 시금치무침	된장국 닭고기야채볶음 유자버섯무침 삼치데리야키 무 간 것 돼지고기볶음
재료·분량	**토마토주스** 토마토주스 160g **6p 치즈** 6p 치즈 20g **낫토** 다진낫토 30g 파 3g 간장 3g 겨자 0.5g **파드득나물달걀탕** 양파 40g 유부 7g 파드득나물 5g 달걀 60g 묽은 간장 4g	**굴튀김** 굴 75g 맛있는 콩 10g 달걀 3g 식용유 12g **타르타르소스** 달걀 10g 양파 10g 드라이파슬리 0.01g 마요네즈 10g **양상추** 양상추 20g **방울토마토** 방울토마토 20g **쇠고기우엉매운볶음** 쇠고기 40g 우엉 30g 까치콩 10g 당근 20g 마늘 0.4g 생강 2g 두반장 0.2g 식용유 0.3g 간장 6g 소금 0.1g 춘장 0.6g **무조림** 무 50g 당근 20g 파 20g 유부 30g 간장 4g **시금치무침** 시금치 60g 통깨 1g 간장 3g	**된장국** 된장 10g 미역 2g **닭고기야채볶음** 양배추 50g 만가닥버섯 20g 당근 10g 까치콩 10g 달걀 20g 닭다리살 30g 묽은 간장 5g **유자버섯무침** 배추 70g 만가닥버섯 20g 유자 10g 묽은 간장 2g **삼치데리야키** 삼치 60g 간장 3g 식용유 0.2g **무 간 것** 무 30g **돼지고기볶음** 돼지고기 30g 두부튀김 25g 피망 30g 데친 죽순 30g 당근 10g 말린 표고버섯 2g 묽은 간장 4g 식용유 0.3g
영양성분	열량 279kcal 단백질 19.3g 지방 16.1g 당질 10.9g 염분 1.8g	열량 573kcal 단백질 28.5g 지방 39.8g 당질 17.2g 염분 3.3g	열량 398kcal 단백질 34.7g 지방 21.6g 당질 10.8g 염분 4.2g

하루 총량　열량 1,250kcal　단백질 82.5g　지방 77.5g　당질 38.9g　염분 9.3g

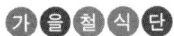

수요일 / Wednesday

	아침	점심	저녁
식단	토마토주스 6p 치즈 채소마요네즈샐러드 양파달걀부침	샛돔데리야키 채소무침 돼지고기볶음 쇠고기생강조림	된장국 두부달걀부침 시금치무침 유부배추조림 은대구데리야키 닭찜
재료·분량	**토마토주스** 토마토주스 160g **6p 치즈** 6p 치즈 20g **채소마요네즈샐러드** 양상추 30g 오이 30g 당근 10g 마요네즈 10g 소금 0.3g **양파달걀부침** 달걀 40g 양파 30g 묽은 간장 2g 식용유 0.3g	**샛돔데리야키** 샛돔 110g 간장 4g 식용유 0.2g **채소무침** 오이 20g 무 20g 브로콜리 30g 미역 0.5g 로스햄 10g 겨자 0.3g 통깨 1g 묽은 간장 2g 식초 5g **돼지고기볶음** 두부튀김 50g 돼지고기 30g 당근 20g 피망 30g 통깨 1g 식용유 0.3g 간장 4g **쇠고기생강조림** 쇠고기 60g 생강 3g 맛술 1g 간장 6g 양상추 30g	**된장국** 된장 10g 콩나물 30g **두부달걀부침** 달걀 75g 연두부 45g 게살 30g 파드득나물 15g 생강 4g 말린 표고버섯 25g 묽은 간장 4g 식용유 0.5g **시금치무침** 시금치 60g 깨소금 2g 간장 2g **유부배추조림** 배추 70g 유부 7g 간장 3g **은대구데리야키** 은대구 60g 간장 5g 식용유 0.2g **닭찜** 닭다리살 40g 무 30g 고야두부 10g 당근 20g 말린 표고버섯 2g 간장 6g 까치콩 10g
영양성분	열량 242kcal 단백질 11g 지방 16.7g 당질 10g 염분 1.5g	열량 434kcal 단백질 39.3g 지방 24.9g 당질 6.4g 염분 3.2g	열량 554kcal 단백질 42.4g 지방 34.8g 당질 10.2g 염분 4.9g

하루 총량 열량 1,230kcal 단백질 92.7g 지방 76.4g 당질 26.6g 염분 9.6g

목요일 / Thursday

	아침	점심	저녁
식단	토마토주스 달걀부침 6p 치즈 소송채조림	연어데리야키 소송채무침 된장국 두부돼지고기볶음 피망잡채	된장국 돼지고기조림 샐러드 게살소스두부 닭고기달걀조림
재료·분량	**토마토주스** 토마토주스 160g **달걀부침** 달걀 60g 묽은 간장 2g 식용유 0.3g **6p 치즈** 6p 치즈 20g **소송채조림** 소송채 60g 유부 7g 묽은 간장 3g	**연어데리야키** 은연어 60g 간장 3g 식용유 0.2g **소송채무침** 소송채 70g 간장 3g 가다랑어포 0.1g **된장국** 된장 10g 무 30g 당근 10g 유부 7g 파 5g **두부돼지고기볶음** 고야두부 10g 돼지고기 30g 당근 20g 양배추 30g 통깨 2g 식용유 0.3g 간장 4g **피망잡채** 쇠고기 50g 피망 50g 데친 죽순 20g 생강 3g 마늘 0.3g 묽은 간장 5g 소금 0.2g	**된장국** 된장 10g 무 30g **돼지고기조림** 돼지고기 다리살 40g 무 100g 당근 20g 생강 3g 말린 표고버섯 3g 간장 6g **샐러드** 오이 50g 참치(통조림) 20g 소금 0.1g 마요네즈 10g **게살소스두부** 두부 150g 게살 20g 생강 3g 파 5g 표고버섯 10g 당근 10g 청경채 20g 달걀 20g 묽은 간장 6g **닭고기달걀조림** 닭가슴살 30g 닭간 20g 우엉 30g 양파 50g 파드득나물 20g 생강 5g 달걀 20g 간장 6g
영양성분	열량 213kcal 단백질 14.4g 지방 13.4g 당질 6.5g 염분 1.6g	열량 456kcal 단백질 39.7g 지방 25.5g 당질 9.8g 염분 3.9g	열량 560kcal 단백질 45.3g 지방 29.8g 당질 19.4g 염분 4.8g

하루 총량 열량 1,229kcal 단백질 99.4g 지방 68.7g 당질 35.7g 염분 10.3g

가을철 식단

금요일 / Friday

	아침	점심	저녁
식단	토마토주스 6p 치즈 채소소테 연두부	시금치소테 닭고기허브구이 여러 가지 채소 방울토마토 삶은연어와 타르타르소스 양파수프 유부조림	된장국 유부조림 콩조림 씨푸드소테 돼지고기양배추소테
재료·분량	**토마토주스** 토마토주스 160g **6p 치즈** 6p 치즈 20g **채소소테** 당근 20g 양파 40g 참치(통조림) 10g 식용유 0.1g 소금 0.3g **연두부** 연두부 100g 간장 4g 파 5g 생강 3g	**시금치소테** 시금치 70g 베이컨 15g 소금 0.3g 식용유 0.1g **닭고기허브구이** 닭다리살 60g 마늘 0.1g 화이트와인 1g 타임* 0.01g 바질 0.03g 소금 0.5g 식용유 0.3g **여러 가지 채소** 치커리 20g 붉은 상추 10g 붉은 양파 5g **방울토마토** 방울토마토 20g **삶은연어와 타르타르소스** 양상추 10g 연어(생식용) 30g 삶은 달걀 10g 양파 10g 우유 5g 드라이파슬리 0.01g 소금 0.3g 마요네즈 10g 레몬즙 2g **양파수프** 양파 40g 셀러리 10g 버터 1g 과립 콩소메 2g 소금 0.4g 묽은 간장 1g 드라이파슬리 0.01g **유부조림** 무 80g 유부 30g 간장 4g	**된장국** 된장 10g 배추 30g **유부조림** 어묵 20g 양파 70g 파드득나물 10g 표고버섯 20g 유부 10g 달걀 30g 묽은 간장 5g **콩조림** 곤약 20g 우엉 20g 당근 10g 다시마(맛국물용) 2g 간장 4g 콩 10g **씨푸드소테** 대구 60g 데친 가리비 30g 오징어 30g 조갯살 30g 만가닥버섯 20g 아스파라거스 50g 소금 0.5g 버터 1g **돼지고기양배추소테** 돼지고기 60g 양배추 50g 간장 4g
영양 섭취	열량 205kcal 단백질 13.2g 지방 10.7g 당질 11.9g 염분 1.6g	열량 536kcal 단백질 29.7g 지방 39g 당질 10.1g 염분 3.9g	열량 480kcal 단백질 52.7g 지방 18.5g 당질 17.7g 염분 5.3g

하루 총량 열량 1,221kcal 단백질 95.6g 지방 68.2g 당질 39.7g 염분 10.8g

* 타임 : 민트 계열의 향신료

토요일 / Saturday

	아침	점심	저녁
식단	토마토주스 6p 치즈 샐러드 나물무침	가다랑어포두부조림 돼지고기생강구이 카레샐러드 고야두부달걀탕 꽁치데리야키 무 간 것	된장국 모듬조림 두부달걀찜 대구데리야키 시금치무침 닭찜
재료·분량	**토마토주스** 토마토주스 160g **6p 치즈** 6p 치즈 20g **샐러드** 양배추 40g 양파 10g 로스햄 20g 드라이파슬리 0.01g 마요네즈 10g **나물무침** 미역 2g 콩나물 30g 당근 10g 유부 5g 간장 3g 참기름 1g	**가다랑어포두부조림** 유부 7g 연두부 100g 가다랑어포 1g 묽은 간장 4g **돼지고기생강구이** 돼지고기 다리살 50g 생강 3g 맛술 1g 간장 4g 식용유 0.5g **카레샐러드** 콜리플라워 50g 오이 30g 당근 10g 식용유 4g 식초 5g 소금 0.5g 카레분말 0.1g **고야두부달걀탕** 달걀 20g 고야두부 10g 파드득나물 5g 당근 10g 묽은 간장 3g **꽁치데리야키** 꽁치 90g 식용유 0.2g 초귤 10g **무 간 것** 무 40g	**된장국** 된장 10g 양파 30g **모듬조림** 유부 30g 양배추 30g 다진 고기 10g 당근 5g 말린 표고버섯 1g 박고지 2g 소송채 70g 당근 20g 간장 5g **두부달걀찜** 달걀 40g 연두부 50g 미역 1g 새우살 30g 소금 0.2g 묽은 간장 6g **대구데리야키** 대구 60g 간장 3g 식용유 0.2g **시금치무침** 시금치 70g 간장 2g 깨소금 3g **닭찜** 닭가슴살 60g 맛술 1g 간장 3g 양상추 20g
영양성분	열량 256kcal 단백질 11.7g 지방 18.6g 당질 9.6g 염분 2.2g	열량 520kcal 단백질 40g 지방 32.5g 당질 8.5g 염분 2.7g	열량 458kcal 단백질 50.6g 지방 20.2g 당질 11.5g 염분 4.9g

하루 총량　열량 1,234kcal　단백질 102.3g　지방 71.3g　당질 29.6g　염분 9.8g

가을철 식단

일요일 / Sunday

	아침	점심	저녁
식단	토마토주스 6p 치즈 피망과 국수곤약매운조림 낫토	정어리조림 쇠고기소테 양배추샐러드 다진닭고기볶음	된장국 장어달걀볶음 시금치무침 붉은생강절임 두부볶음 고등어데리야키 브로콜리 닭고기와 무조림
재료·분량	**토마토주스** 토마토주스 160g **6p 치즈** 6p 치즈 20g **피망과 국수곤약매운조림** 피망 30g 실곤약 30g 지리멸치 5g 간장 3g **낫토** 낫토 40g 파 5g 간장 3g 겨자 0.3g	**정어리조림** 정어리 120g 생강 7g 미역 3g 간장 5g 맛술 1.5g **쇠고기소테** 쇠고기 60g 양파 70g 당근 20g 간장 5g 식용유 1g **양배추샐러드** 양배추 50g 오이 20g 당근 5g 마요네즈 10g **다진닭고기볶음** 다진 닭고기 40g 양배추 50g 당근 10g 맛술 1g 간장 4g 식용유 0.5g	**된장국** 된장 10g 나도팽나무버섯 30g **장어달걀볶음** 달걀 60g 초벌구이뱀장어 15g 녹말가루 0.5g 묽은 간장 3g 식용유 0.2g **시금치무침** 시금치 70g 통깨 1g 간장 3g **붉은생강절임** 생강 7g 매실식초 1g **두부볶음** 연두부 100g 당근 10g 파 5g 유부 5g 우엉 10g 조갯살 10g 간장 4g 식용유 0.3g **고등어데리야키** 고등어 60g 간장 3g 식용유 0.2g **브로콜리** 브로콜리 50g 간장 2g **닭고기와 무조림** 닭다리살 40g 무 80g 맛술 1g 간장 4g
영양성분	열량 199kcal 단백질 15.1g 지방 9.7g 당질 9.4g 염분 1.7g	열량 481kcal 단백질 36.6g 지방 28.3g 당질 13.2g 염분 3.3g	열량 546kcal 단백질 44.5g 지방 31.6g 당질 11.6g 염분 4.8g

하루 총량 열량 1,226kcal 단백질 96.2g 지방 69.6g 당질 34.2g 염분 9.8g

겨울철 식단

월요일 / Monday

	아침	점심	저녁
식단	토마토주스 6p 치즈 양배추볶음 달걀부침	어묵 콩나물버섯무침 두부달걀탕 전갱이소금구이 쑥갓무침	된장국 순무찜 돼지고기소테 배추참치조림 두부튀김
재료·분량	**토마토주스** 토마토주스 160g **6p 치즈** 6p 치즈 20g **양배추볶음** 양배추 50g 로스햄 10g 간장 3g 식용유 0.1g **달걀부침** 달걀 40g 양파 30g 묽은 간장 2g 식용유 0.3g	**어묵** 무 80g 당근 20g 유부 100g 어묵 50g 간장 6g 겨자 0.5g **콩나물버섯무침** 콩나물 60g 표고버섯 10g 유부 7g 파드득나물 10g 통깨 2g 식초 5g 묽은 간장 2g **두부달걀탕** 연두부 100g 달걀 60g 양파 30g 묽은 간장 3g **전갱이소금구이** 전갱이 60g 소금 3g 식용유 0.2g **쑥갓무침** 쑥갓 70g 통깨 1g 간장 2g	**된장국** 된장 10g 양배추 30g **순무찜** 삼치 40g 목이버섯 0.3g 순무 70g 달걀흰자 5g 파드득나물 5g 소금 0.3g 맛술 1g 묽은 간장 3g **돼지고기소테** 돼지고기(돈가스용) 50g 소금·후추 0.4g 식용유 0.3g 양배추채 40g **배추참치조림** 배추 70g 당근 10g 참치(통조림) 10g 간장 2g **두부튀김** 두부 100g 맛있는 콩 5g 식용유 10g 파 3g 생강 3g 간장 4g
영양성분	열량 193kcal 단백질 12.7g 지방 10.8g 당질 9.7g 염분 1.7g	열량 532kcal 단백질 47.2g 지방 27.3g 당질 17.7g 염분 4.2g	열량 486kcal 단백질 31.3g 지방 32.2g 당질 10.7g 염분 3.6g

하루 총량   열량 1,211kcal   단백질 91.2g   지방 70.3g   당질 38.1g   염분 9.5g

겨울철 식단

화요일 / Tuesday

	아침	점심	저녁
식단	토마토주스 6p 치즈 브로콜리샐러드 두부샐러드	쇠고기전골 유부배춧국 도미조림 두부튀김구이	된장국 방어스테이크 생강초무침 김치찌개 닭고기달걀조림
재료·분량	**토마토주스** 토마토주스 160g **6p 치즈** 6p 치즈 20g **브로콜리샐러드** 브로콜리 40g 마요네즈 10g **두부샐러드** 연두부 100g 무 30g 나도팽나무버섯 10g 묽은 간장 4g	**쇠고기전골** 쇠고기 40g 파 30g 양파 70g 구운 두부 50g 국수곤약 30g 간장 5g **유부배춧국** 당근 10g 말린 표고버섯 1g 배추 30g 유부 7g 파 5g 소금 0.3g 묽은 간장 5g **도미조림** 도미 60g 양파 70g 맛술 1g 간장 6g **두부튀김구이** 튀긴 두부 75g 간장 2.5g 무 40g 가다랑어포 1g	**된장국** 된장 10g 무 30g **방어스테이크** 방어 60g 간장 3g 식용유 1g **생강초무침** 박고지 5g 당근 10g 순무 40g 생강 3g 소금 0.2g 맛술 4g 묽은 간장 2g **김치찌개** 오징어 10g 두부 50g 배추 50g 돼지고기 20g 김치 10g 묽은 간장 2g 부추 5g **닭고기달걀조림** 닭다리살 40g 달걀 60g 양파 80g 파드득나물 10g 당근 10g 맛술 1g 묽은 간장 5g
영양성분	열량 243kcal 단백질 12.9g 지방 16.1g 당질 9.2g 염분 1.4g	열량 473kcal 단백질 39.2g 지방 25.4g 당질 15.7g 염분 3.2g	열량 529kcal 단백질 38.7g 지방 29.8g 당질 15.7g 염분 3.9g

하루 총량 열량 1,245kcal 단백질 90.8g 지방 71.3g 당질 40.6g 염분 8.5g

수요일 / Wednesday

	아침	점심	저녁
식단	토마토주스 6p 치즈 유부조림 시금치무침	연어회 달걀두부 쇠고기조림 낫토	된장국 돼지고기마요네즈구이 양배추소테 닭간매운조림 게살소스두부 고야두부달걀탕
재료·분량	**토마토주스** 토마토주스 160g **6p 치즈** 6p 치즈 20g **유부조림** 고비 40g 당근 10g 유부 7g 간장 3g **시금치무침** 시금치 70g 통깨 1g 간장 3g	**연어회** 연어(생식용) 60g 꽃새우 30g 무 30g 파슬리 1g 고추냉이 0.5g 간장 5g **달걀두부** 달걀 30g 묽은 간장 3g 유자껍질 0.01g **쇠고기조림** 쇠고기 50g 무 50g 당근 20g 두부튀김 100g 맛술 1g 간장 4g **낫토** 다진 낫토 50g 파 5g 간장 3g 겨자 0.3g	**된장국** 된장 10g 콩나물 30g **돼지고기마요네즈구이** 돼지고기 50g 마요네즈 10g 소금 0.3g 화이트와인 1g 식용유 0.3g **양배추소테** 양배추 70g 베이컨 5g 소금 0.3g 식용유 0.2g **닭간매운조림** 닭간 30g 무 50g 당근 30g 생강 3g 간장 4g 맛술 1g **게살소스두부** 두부 150g 게살 20g 생강 3g 파 5g 표고버섯 10g 당근 10g 청경채 20g 묽은 간장 6g **고야두부달걀탕** 고야두부 10g 달걀 60g 양파 30g 묽은 간장 4g
영양성분	열량 158kcal 단백질 9.5g 지방 8.7g 당질 7.4g 염분 1.4g	열량 515kcal 단백질 49.6g 지방 27.7g 당질 8.2g 염분 2.6g	열량 567kcal 단백질 45.8g 지방 32.6g 당질 14.9g 염분 4.9g

하루 총량   열량 1,240kcal   단백질 104.9g   지방 69g   당질 30.5g   염분 8.9g

겨울철식단

목요일 / Thursday

	아침	점심	저녁
식단	토마토주스 6p 치즈 양상추소테 참치볶음	닭고기토마토조림 콩소메수프 햄샐러드 돼지고기채소볶음	된장국 장어탕 다시마초간장무침 돼지고기된장볶음 달걀프라이
재료·분량	**토마토주스** 토마토주스 160g **6p 치즈** 6p 치즈 20g **양상추소테** 양상추 50g 건새우 1g 소금 0.3g 식용유 0.1g **참치볶음** 꼬투리완두 40g 참치(통조림) 15g 식용유 0.1g 간장 2g	**닭고기토마토조림** 닭가슴살 70g 양파 30g 콜리플라워 50g 마늘 0.1g 토마토홀* 50g 과립 콩소메 1g 식용유 0.3g 소금 0.4g **콩소메수프** 당근 10g 양파 20g 베이컨 10g 파 5g 과립 콩소메 2g 묽은 간장 2g **햄샐러드** 양상추 30g 오이 20g 토마토 30g 로스햄 10g 삶은 달걀 30g 소금 0.4g 식용유 4g 식초 5g **돼지고기채소볶음** 돼지고기 30g 브로콜리 40g 말린 표고버섯 3g 당근 20g 생강 3g 고야두부 5g 참기름 1g 묽은 간장 6g	**된장국** 된장 10g 배추 30g **장어탕** 초벌구이붕장어 40g 두부 100g 당근 10g 배추 50g 소송채 20g 맛술 1g 간장 5g **다시마초간장무침** 무 30g 당근 5g 실다시마 0.2g 오징어 30g 묽은 간장 2g 식초 5g **돼지고기된장볶음** 돼지고기 30g 두부튀김 50g 피망 30g 데친 죽순 30g 당근 10g 말린 표고버섯 2g 된장 10g 식용유 0.3g **달걀프라이** 달걀 60g 양배추 채 썬 것 40g 마요네즈 10g 방울토마토 10g
영양성분	열량 157kcal 단백질 10.1g 지방 9g 당질 7.8g 염분 1.3g	열량 503kcal 단백질 34.8g 지방 31.1g 당질 13.6g 염분 4.4g	열량 558kcal 단백질 42g 지방 33.6g 당질 13.7g 염분 4.1g
하루 총량	열량 1,218kcal	단백질 86.9g	지방 73.7g	당질 35.1g 염분 9.8g

* 토마토홀 : 플럼 토마토를 데친 후 껍질만 벗겨 통째로 토마토주스에 담가 통조림 상태로 만든 것

금요일 / Friday

	아침	점심	저녁
식단	토마토주스 6p 치즈 두부조림 달걀부침	순무조림 연두부 방어조림 달걀탕	된장국 가자미데리야키 소송채무침 카레소테 고기두부 피망잡채
재료·분량	**토마토주스** 토마토주스 160g **6p 치즈** 6p 치즈 20g **두부조림** 무 50g 당근 10g 튀긴 두부 50g 간장 4g **달걀부침** 달걀 60g 묽은 간장 2g 식용유 0.1g	**순무조림** 닭다리살 40g 순무 100g 고야두부 10g 당근 20g 말린 표고버섯 2g 맛술 1g 간장 6g **연두부** 연두부 100g 간장 4g 파 5g 생강 3g **방어조림** 방어 60g 무 100g 맛술 1g 간장 5g **달걀탕** 양배추 50g 당근 10g 달걀 60g 묽은 간장 4g	**된장국** 된장 10g 양파 30g **가자미데리야키** 가자미 60g 간장 4g 식용유 0.2g **소송채무침** 소송채 70g 간장 2g 통깨 1g **카레소테** 양파 80g 만가닥버섯 20g 다진 돼지고기 10g 카레분말 0.1g 식용유 0.1g 간장 3g **고기두부** 돼지고기 20g 당근 20g 배추 50g 연두부 100g 간장 5g **피망잡채** 돼지고기 50g 피망 40g 양파 30g 생강 3g 마늘 0.3g 간장 4g
영양성분	열량 264kcal 단백질 18g 지방 16.5g 당질 8.2g 염분 1.7g	열량 516kcal 단백질 39.2g 지방 30.5g 당질 14.2g 염분 3.2g	열량 455kcal 단백질 37.7g 지방 22.4g 당질 18.8g 염분 4g

하루 총량 열량 1,235kcal 단백질 94.9g 지방 69.4g 당질 41.2g 염분 8.9g

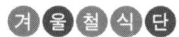

토요일 / Saturday

	아침	점심	저녁
식단	토마토주스 6p 치즈 가다랑어포조림 두부조림	연어뫼니에르 양배추마요네즈무침 채소두부국 달걀부침 모듬조림	된장국 닭고기완자채소조림 청경채무침 마파두부 유자소스구이삼치 무 간 것
재료 · 분량	**토마토주스** 토마토주스 160g **6p 치즈** 6p 치즈 20g **가다랑어포조림** 양파 60g 식용유 0.3g 간장 3g 가다랑어포 0.3g **두부조림** 연두부 100g 묽은 간장 3g 가다랑어포 0.01g 생강 5g	**연어뫼니에르*** 은연어 80g 맛있는 콩 5g 소금 0.3g 식용유 0.5g 드라이파슬리 0.01g **양배추마요네즈무침** 양배추 50g 토마토 50g 마요네즈 10g **채소두부국** 연두부 30g 유부 7g 무 30g 당근 10g 파 5g 소금 0.3g 묽은 간장 5g **달걀부침** 달걀 60g 다진 닭고기 30g 파 10g 묽은 간장 3g 식용유 0.3g **모듬조림** 유부 15g 무 60g 당근 30g 간장 5g	**된장국** 된장 10g 미역 1g **닭고기완자채소조림** 다진 닭고기 50g 생강 3g 달걀 5g 배추 100g 만가닥버섯 30g 당근 20g 꼬투리완두 10g 간장 7g 맛술 1g **청경채무침** 청경채 80g 유부 7g 조갯살 20g 간장 3g **마파두부** 두부 150g 돼지고기 20g 말린 표고버섯 2g 당근 20g 파 5g 생강 3g 간장 5g 두반장 0.1g 식용유 0.2g **유자소스구이삼치** 삼치 60g 유자 10g 간장 3g 식용유 0.2g **무 간 것** 무 40g

영양성분						
	열량	181kcal	열량	554kcal	열량	485kcal
	단백질	11.7g	단백질	38.8g	단백질	48.3g
	지방	8.8g	지방	35.7g	지방	23.2g
	당질	12g	당질	11.9g	당질	13.9g
	염분	1.5g	염분	3.2g	염분	4.4g

하루 총량 열량 1,220kcal   단백질 98.8g   지방 67.7g   당질 37.8g   염분 9.1g

*뫼니에르 : 생선에 밀가루를 묻혀서 냄비에 버터나 식용유를 넣고 지져낸 서양 요리

일요일 / Sunday

	아침	점심	저녁
식단	토마토주스 6p 치즈 겨자무침 비엔나소시지소테	새우스크램블에그 데친 브로콜리 콩조림 고등어소금구이 무 간 것 닭고기조림	된장국 게살두부 쑥갓무침 두부조림 돼지고기소테
재료·분량	**토마토주스** 토마토주스 160g **6p 치즈** 6p 치즈 20g **겨자무침** 양배추 50g 당근 5g 겨자 0.3g 간장 2g **비엔나소시지소테** 비엔나소시지 15g 피망 40g 간장 2g 식용유 0.3g	**새우스크램블에그** 달걀 60g 새우살 30g 로스햄 10g 생크림 5g 버터 2g 드라이파슬리 0.01g 맛술 1g 소금 0.3g **데친 브로콜리** 브로콜리 50g 마요네즈 10g **콩조림** 검은콩 10g 무 30g 당근 20g 다시마(맛국물용) 2g 유부 7g 간장 4g **고등어소금구이** 고등어 60g 소금 0.5g 식용유 0.2g **무 간 것** 무 40g **닭고기조림** 닭다리살 40g 배추 80g 팽나무버섯 20g 국수곤약 30g 파 30g 맛술 1g 간장 6g	**된장국** 된장 10g 만가닥버섯 30g **게살두부** 두부 150g 말린 표고버섯 2g 당근 20g 생강 3g 게살 30g 맛국물 1g 묽은 간장 4g **쑥갓무침** 쑥갓 40g 콩나물 30g 유부 5g 만가닥버섯 10g 깨소금 2g 간장 3g **두부조림** 튀긴두부 50g 무 50g 당근 20g 간장 4g **돼지고기소테** 돼지고기 60g 양파 70g 당근 10g 간장 3g 식용유 1g
영양섭분	열량 168kcal 단백질 9g 지방 10.2g 당질 9.2g 염분 1.5g	열량 586kcal 단백질 42.1g 지방 38.0g 당질 10.6g 염분 3.5g	열량 468kcal 단백질 40.7g 지방 24.1g 당질 16.5g 염분 4g

하루 총량 열량 1,222kcal 단백질 91.8g 지방 72.3g 당질 36.3g 염분 9g

식품별 당질량

각 식품에 포함된 당질량을 표로 정리한 것이다. 여기에서 당질량은 한 사람이 보통 섭취하는 분량에 대한 당질의 양이다.

2형 당뇨병은 당질을 1그램 섭취하면 혈당치가 보통 약 3mg/dl 상승한다. 이 수치를 알아두면 어떤 식품을 먹었을 때 어느 정도 혈당치가 올라가는지 참고가 될 것이다.

- 상용량 : 한 사람이 보통 먹는 표준 양
- 당질 = 탄수화물 - 식이섬유
- 이 표는 '5정 증보 일본식품표준성분표'를 기준으로 계산한 것이다.
- C = 컵(200cc), 큰술 = 15cc, 작은술 = 5cc

• 식품별 당질량 •

분류	식품명	상용량(g)	칼로리(kcal)	당질(g)	기준	비고
쌀	현미	150	525	106.2	1컵(밥솥용)	
	흰쌀	160	570	122.6	1컵	
	배아미	150	531	111.0	1컵	
밥	현미밥	150	248	51.3	1공기	
	흰쌀밥	150	252	55.2	1공기	
	배아미밥	150	251	53.4	1공기	
죽	옹근죽(흰쌀)	220	156	34.3	1공기	
	원미죽(흰쌀)	220	79	17.2	1공기	
	미음(흰쌀)	200	42	9.4	1공기	
	현미죽	220	154	32.1	1공기	
기타	떡	50	118	24.8	1개	
	팥밥	120	227	48.8	1공기	
빵	식빵	60	158	26.6	1장	
	바게트	30	84	16.4	1조각	
	호밀빵	30	79	14.1	두께 1cm 1장	
	건포도빵	60	161	29.3	1개	
	버터롤	40	126	18.6	1개	
	크루아상	40	179	16.8	1개	
	잉글리시 머핀	65	148	25.7	1개	
	난(인도 전통 빵)	80	210	36.5	1개	
면	우동(삶은 것)	200	210	41.6	1인분	
	소면	50	178	35.1	1인분	
	중국 쌀국수	150	224	41.9	1인분	
	메밀국수(삶은 것)	150	198	36.0	1인분	밀가루65%
	마카로니(건조)	10	38	7.0	샐러드 1끼분	
	스파게티(건조)	80	302	55.6	1인분	
기타	만두피	5	15	2.7	1장	
	슈마이용 만두피	3	9	1.7	1장	
	시리얼	25	95	20.3	1인분	
	메밀가루	50	181	32.7	1C=100g	
	밀가루	9	33	6.6	1큰술	1작은술=3g, 1C=110g
	생밀기울	15	24	3.9	1개	
	밀기울	5	9	1.5	5조각	
	빵가루	3	11	1.8	튀김옷	
	쌀가루	3	11	2.3	1작은술	1C=120g
	찹쌀가루	11	41	8.7	1작은술	1C=120g
감자류	돼지감자	50	18	6.6		
	곤약	50	3	0.0	어묵 1끼분	1조각=약 250g
	고구마	60	79	17.5	1/3~1/4개	1개=약 200~250g
	토란	50	29	5.4	중	1개=약 50g
	감자	60	46	9.8	1/3개	1개=약 150~200g
	감자튀김	50	119	14.7		
	참마	50	33	6.5	1/5개	손바닥 크기 250g
	나라참마	50	62	12.3		
	야생참마	50	61	12.4		
	갈분(칡녹말)	20	69	17.1	1작은술=3g	1큰술=7g, 1C=90g
	녹말(감자전분)	3	10	2.4	1작은술=3g	1큰술=10g, 1C=120g

분류	식품명	상용량(g)	칼로리(kcal)	당질(g)	기준	비고
	옥수수녹말	3	11	2.6	1작은술=3g	1큰술=7g, 1C=90g
	칡국수(건조)	15	53	13.0	1끼분	
	녹두당면	10	35	8.1	1끼분	
	당면	10	34	8.3	1끼분	
콩류	팥(건조)	10	34	4.1		1C=130~150g
	까치콩(건조)	10	33	3.9		1C=160g
	완두(삶은 것)	30	44	5.3		1C=100g
	누에콩(건조)	20	70	9.3		
	메주콩(건조)	10	42	1.1	38개	1C=130~150g
	메주콩(삶은 것)	50	90	1.4		
	콩가루(껍질 벗긴 것)	6	26	1.0	1큰술=6g	
	두부	100	72	1.2	1/2~1/3모	1모=200~300g
	연두부	100	56	1.7	1/2~1/3모	1모=200~300g
	구운 두부	50	44	0.3	1/3~1/5모	1모=150~250g
	두부튀김	50	75	0.1	1모	1모=120~140g
	유부	30	116	0.4	1장	
	고야두부	20	106	0.8	1장	
	낫토	50	100	2.7	1봉지	
	다진 낫토	50	97	2.3	1봉지	
	비지	40	44	0.9	1인분	
	두유	180	83	5.2	1개	
	생유바*	20	46	0.7		
	말린 유바	5	26	0.3	국 1인분	
	템페*	20	40	0.1	1장	
견과류	아몬드(건조)	50	299	4.7	35알	10알=약 15g
	아몬드(튀긴 것, 조미)	50	303	5.2	35알	10알=약 15g
	캐슈넛(튀긴 것, 조미)	30	173	6.0	20알	10알=약 15g
	호박씨(볶은 것, 조미)	50	287	2.4		
	은행(날것)	15	28	5.5	1알	
	은행(삶은 것)	10	17	3.2	1알	
	밤(생 것)	20	33	6.5	1개	1개=약 15~30g
	호두(볶은 것)	6	40	0.3	1개	1개=약 6g
	코코넛밀크	50	75	1.3	1/4C	
	참깨(건조)	3	17	0.2	1작은술	1작은술=3g, 1큰술=10g, 1C=120g
	참깨(볶은 것)	3	18	0.2	1작은술	
	피스타치오(볶은 것, 조미)	40	246	4.7	8개	1개=약 5~6g
	해바라기씨(튀긴 것, 조미)	40	244	4.1		
	헤이즐넛(튀긴 것, 조미)	40	274	2.6		
	마카다미아(볶은 것, 조미)	50	360	3.0		
	잣(볶은 것)	40	276	0.5		
	땅콩(볶은 것)	40	234	5.0		1C=110g
	버터땅콩	40	237	4.5	40알	1C=125g
	땅콩버터	17	109	2.4		대 1=17g
야채류	산파	5	2	0.1	양념 1끼분	1단=40g
	신선초	10	3	0.1	1줄기	1단=180g
	그린아스파라거스	30	7	0.6	굵은 것 1자루	
	화이트아스파라거스	15	3	0.4	1자루	

* 유바 : 두유를 끓였을 때 표면에 엉긴 얇은 막을 걷어서 말린 식품
* 템페 : 인도네시아의 대표적인 음식으로 콩을 발효시켜 만든 것

분류	식품명	상용량(g)	칼로리(kcal)	당질(g)	기준	비고
야채류	까치콩	50	12	1.4	무침 1끼분	
	땅두릅나물	20	4	0.6	장국 1끼분	50cm=약 200g
	풋콩	50	68	1.9	1끼분	
	꼬투리완두	20	7	0.9	곁들이는 용*	1깍지=3g
	스냅완두	50	22	3.7	곁들이는 용	1깍지=10g
	완두콩	5	5	0.4	10알	
	톳	60	10	0.5	1끼분	
	오크라	20	6	0.3	2개	
	순무 잎	80	16	0.8	소 1장	
	순무뿌리	50	10	1.6	소 1개	
	서양호박	50	46	8.6	5cm 한 도막	1개=1~1.5kg
	겨자	35	9	0.4	1포기=35g	
	콜리플라워	80	22	1.8	샐러드 1끼분	1개=350~500g
	박고지(건조)	5	13	1.9		
	양배추	50	12	1.7	중 1잎	중 1개=약 1kg
	오이	70	10	1.3	1/2개	중 1개=150~220g
	소귀나물	20	25	4.8	1개	
	우엉	50	33	4.9	1/3개	중 1개=150~200g
	소송채	80	11	0.4	무침 1인분	
	꽈리고추	4	1	0.1	1개	
	차조기	1	0	0.0	1장	
	쑥갓	15	3	0.1	1줄기	1단=100g
	순채(병조림)	5	0	0.0	장국 1인분	
	생강	10	3	0.5	1조각	엄지손가락 크기=15g
	생강절임	5	3	0.5	곁들임	
	채과	100	15	2.1	1/2개	1개=약 200g
	토란	80	13	2.0	조림 1끼분	한 줄기=50g
	애호박	100	14	1.5	1/2개	1개=200g
	미나리	15	3	0.1	1포기	
	셀러리	50	8	0.9	1줄기	
	데친 고비	50	11	0.3	조림 1끼분	
	누에콩	15	16	1.9	중 1개	
	무순	5	1	0.1	1끼분	
	무잎	30	8	0.4		
	무	100	18	2.7	조림 1끼분	중 1개=800g~1kg
	무말랭이	10	28	4.7	조림 1끼분	
	데친 죽순	50	15	1.1	조림 1끼분	중 1개=350g
	양파	100	37	7.2	조림 1끼분	중 1개=200g
	두릅순	30	8	0.0	3개	
	청경채	100	9	0.8	1포기	
	동아	100	16	2.5	조림 1끼분	1개=약 7.5kg
	옥수수	80	74	11.0	1/2개	1개=100~150g
	토마토	150	29	5.6	중 1개	
	방울토마토	10	3	0.6	1개	
	토마토홀(통조림)	100	20	3.1	약 통조림1/2(고형물)	
	토마토주스	180	31	5.9	컵 1잔	
	가지	80	18	2.3	조림 1끼분	

*곁들이는 용: 생선이나 고기 옆에 곁들이는 용이라는 뜻.

분류	식품명	상용량(g)	칼로리(kcal)	당질(g)	기준	비고
야채류	유채	50	17	0.8	무침 1끼분	
	여주열매	60	10	0.8	1/2개	
	부추	100	21	1.3	1단	
	당근	30	11	1.9	조림 1끼분	중 1개=200g
	마늘	7	9	1.4	1쪽	
	마늘싹	50	23	3.4	1/2단	
	대파	50	14	2.5	조림 1끼분	
	파	5	2	0.2	양념 1끼분	
	배추	100	14	1.9	잎 1장	
	파슬리	1	0	0.0	장식용	1줄기=10g
	피망	30	7	0.8	중 1개	
	붉은 피망	75	23	4.2	1/2개	1개=150g
	노란 피망	75	20	4.0	1/2개	1개=150g
	머위	25	3	0.4	소 1개	
	브로콜리	50	17	0.4	1끼분	
	시금치	80	16	0.2	무침 1끼분	
	파드득나물	5	1	0.1	5줄기	1단=50g
	양하	10	1	0.1	1개	
	숙주나물	40	6	0.5	1끼분	
	콩나물	40	15	0.0	1끼분	
	몰로키아	110	42	0.4	1봉지	
	백합뿌리	10	13	2.3	1조각	
	양상추	20	2	0.3	1끼분	
	상추	6	1	0.0	1장	
	붉은 상추	15	2	0.2	1장	
	연근	30	20	4.1	조림 1끼분	
	쪽파	50	15	2.3	초된장무침 1끼분	
	고사리	50	11	0.2	조림 1끼분	
절임류	매실절임	10	10	1.4	1개	
	자차이*	10	2	0.0	1접시 1끼분	
	단무지	20	13	2.3	2쪽	
	무절임	20	37	8.2	2쪽	
	무얼절이	20	11	2.4	2쪽	
	갓절임	20	7	0.4	2쪽	
	순무잎절임	20	5	0.5	2쪽	
	김치	20	9	1.0	2쪽	
과실류	아보카도	100	187	0.9	1개	
	딸기	75	26	5.3	5알	
	무화과	50	27	6.2	1개	
	이요칸*	60	28	6.4	1/4개	1개=약 250g
	귤	100	46	11.0	1개	
	네이블오렌지	100	46	10.8	1/2개	
	감	100	60	14.3	1/2개	
	카보스과즙*	5	1	0.4	1작은술	
	키위	120	64	13.2	1개	
	금귤	10	7	1.3	1개	
	그레이프프루트	200	76	18.0	1/2개	

* 자차이 : 소금에 절인 중국 야채
* 이요칸 : 일본에서 생산되는 귤의 한 품종
* 카보스 : 유자의 일종으로 산미가 강하고 독특한 향이 있어 주로 요리에 쓰인다.

분류	식품명	상용량(g)	칼로리(kcal)	당질(g)	기준	비고
과실류	버찌(일본산)	60	36	8.4	10알	
	수박	180	67	16.6	1/32개	
	배	120	52	12.5	중 1/2개	
	서양배	120	65	15.0	중 1/2개	
	여름밀감	200	80	17.6	중 1/2개	
	파인애플	180	92	21.4	1개=약 3kg	
	핫사쿠*	130	59	13.0	중 1/2개	
	바나나	170	146	36.4	1개	
	파파야	125	48	9.1	1/2개	
	비파열매	40	16	3.6	1개	
	포도	60	35	9.1	1/2~1/3송이	
	메론	200	84	19.8	1/4개	1개=약 800g
	복숭아	150	60	13.4	1개	
	유자과즙	5	1	0.3	1작은술	
	여지열매	30	19	4.7	1개	
	라임과즙	5	1	0.5	1작은술	
	사과	100	54	13.1	1/2개	
	레몬	50	27	3.8	1/2개	
	레몬과즙	5	1	0.4	1작은술	
버섯류	팽나무버섯	20	4	0.7	국 1끼분	
	목이버섯(건조)	1	2	0.1	1조각	
	표고버섯	20	4	0.3	1장	
	말린 표고버섯	3	5	0.7	1장	
	만가닥버섯	20	3	0.2	국 1끼분	
	나도팽나무버섯	10	2	0.2	국 1끼분	
	새송이버섯	20	5	0.6	1개	
	느타리버섯	10	2	0.4	1장	
	잎새버섯	20	3	0.0	국 1끼분	
	양송이	10	1	0.0	1개	
	양송이(통조림)	10	1	0.0	1개	
	송이	30	7	1.1	중 1개	
해조류	대황	10	14	0.8	무침 1끼분	
	구운 김	2	4	0.2	1장	
	조미김	2	4	0.3	1인분	
	톳	10	14	1.3	무침 1끼분	
	자른 미역	2	3	0.1	무침 1끼분	
	생미역	20	3	0.4	무침 1끼분	
	다진 다시마	3	3	0.2	무침 1끼분	
	실다시마	2	2	0.4	1끼분	
	우무	50	1	0.0	1끼분	
	각한천	10	15	0.0	1개	
	미역귀	50	6	0.0	1끼분	
	큰 실말	50	2	0.0	1끼분	
유제품	우유	200	134	9.6	1병	
	저지방유	200	92	11.0	1팩	
	생크림(유지방)	100	433	3.1	1/2팩	
	생크림(식물성지방)	5	20	0.1	1팩	

* 핫사쿠 : 귤의 한 품종

분류	식품명	상용량(g)	칼로리(kcal)	당질(g)	기준	비고
	요구르트 전지무가당	100	62	4.9	1끼분	
	프로세스치즈	20	68	0.3	6p 1개분	
	코티지치즈	20	21	0.4	대 2	
	카망베르치즈	20	62	0.2	1조각	
	크림치즈	20	69	0.5	1조각	
조미료	우스터소스	5	6	1.3	1작은술	1큰술=16g
	돈가스소스(연한 타입)	5	7	1.5	1작은술	1큰술=16g
	돈가스소스(진한 타입)	5	7	1.5	1작은술	1큰술=16g
	두반장	2	1	0.1	1/2작은술	
	진한 간장	6	4	0.6	1작은술	1큰술=18g
	묽은 간장	6	3	0.5	1작은술	1큰술=18g
	간장	6	7	1.0	1작은술	1큰술=18g
	과립 콩소메	2	5	0.8	1끼분 사용량	
	과립풍미조미료	2	4	0.6	1끼분 사용량	
	국수장국소스	100	44	8.7	1끼분	
	굴소스	5	5	0.9	1작은술	
	토마토퓌레	5	2	0.4	1작은술	1큰술=15g
	토마토페이스트	5	4	0.9	1작은술	
	케첩	5	6	1.3	1작은술	1큰술=15g
	논오일 일본풍 드레싱	15	12	2.4	1큰술	1작은술=5g
	프렌치드레싱	15	61	0.9	1큰술	1작은술=5g
	사우전드아일랜드드레싱	14	58	1.2	1큰술	1작은술=5g
	마요네즈	14	98	0.6	1큰술	1작은술=5g
	된장(단맛)	18	39	5.8	1큰술	
	된장(연한 색 타입)	18	35	3.1	1큰술	
	된장(붉은색 타입)	18	33	3.1	1큰술	
	카레분말	25	128	10.3	1인분	
	하이라이스분말	25	128	11.3	1인분	
	술지게미	20	45	3.7	1끼분	
	곡물식초	5	1	0.1	1작은술	1큰술=16g
	쌀식초	5	2	0.4	1작은술	1큰술=16g
	포도식초	5	1	0.1	1작은술	1큰술=16g
	사과식초	5	1	0.1	1작은술	1큰술=16g
	미림	6	14	2.6	1작은술	
기호음료	청주	180	193	8.1	1홉	
	맥주	350	140	10.9	중 1잔	
	발포주	350	158	12.6	중 1잔	
	화이트와인	60	44	1.2	와인글라스 1잔	
	레드와인	60	44	0.9	와인글라스 1잔	
	로제와인	60	46	2.4	와인글라스 1잔	
	사오싱주*	50	64	2.6		
	소주(연속식 증류소주)	180	371	0.0	1홉	
	소주(단식 증류소주)	180	263	0.0	1홉	
	위스키	100	237	0.0		
	브랜디	100	237	0.0		
	워커	100	240	0.0		
	진	100	284	0.1		

* 사오싱주 : 찹쌀을 발효시켜 만든 중국 사오싱 지방의 발효주

분류	식품명	상용량 (g)	칼로리 (kcal)	당질 (g)	기준	비고
	매실주	50	78	10.4	와인글라스 1잔	
육류	소·돼지·닭고기	100		0.1~0.7		
	쇠간	50	66	1.9		
	돼지간	50	64	1.3		
	콘비프*	50	102	0.9		
	육포	10	32	0.6		
	본레스햄	20	24	0.4	1장	
	로스햄	20	39	0.3	1장	
	베이컨	20	81	0.1	1조각	
	비엔나소시지	20	64	0.6	1개	
	살라미소시지	20	99	0.4	얇은 것 5장	
	프랑크소시지	150	447	9.3	1개	
	소시지	16	43	0.8	1개	
	돼지고기구이	50	86	2.6	1끼분	
알류	달걀	50	76	0.2	1개	
어패류	어류	100		0.1~0.6	1조각	
	피조개	20	15	0.7	조갯살 1개=20g	
	전복	125	91	5.0	1개=250~300g	
	오일사딘*	110	395	1.2	통조림 1개	
	굴	50	30	2.4	1개=10g	
	새조개	30	26	2.1	1개	
	조개관자	30	29	1.5	1개	
	오징어	100	88	0.2	1마리	
	마른오징어	30	100	0.1	안주 1끼분	
	데친 문어	50	50	0.1	1끼분	
	성게	30	36	1.0	1끼분	
어묵류	어묵	20	19	1.9	1cm	1개=100g
	지쿠와*	25	30	3.4	소 1개	
	한펜*	25	60	2.9	1/2개	대 1장=120g

* 콘비프 : 소금물에 절인 쇠고기
* 오일사딘 : 올리브오일에 절인 정어리
* 지쿠와 :어묵의 한 종류로, 어육을 다져 으깬 다음 굽거나 찐 것
* 한펜 : 생선살에 마나 녹말을 섞어 갈아 으깬 다음, 네모나 반달 모양으로 찌거나 삶은 것